Paramhans Swami Maheshwarananda

Yoga gegen Rückenschmerzen

Therapeutische Übungen
mit Entspannungs- und Atemtechniken

Überarbeitet von Harriet Bucher, diplomierte Physiotherapeutin

Mit einem Vorwort von Dr. Gabriele Neundlinger,
Ärztin für Allgemeinmedizin

1998

VERLAG WILHELM MAUDRICH
Wien · München · Bern

Illustrationen: Alena Kaftanová
Herstellung und Druck: Ferdinand Berger & Söhne Gesellschaft m.b.H.,
A-3580 Horn, Wiener Straße 80
ISBN 3-85175-709-2

Inhalt

Vorwort 2
Einleitung 3

Anatomie der Wirbelsäule 5
Wirbel 5
Funktion der Bandscheiben 7
Krümmungen der Wirbelsäule 9
Funktion der einzelnen Wirbelsäulenabschnitte 10
Bänder und Muskeln der Wirbelsäule 13

Häufige Ursachen von Rückenschmerzen 18
Die Körperhaltung im Stehen 18
Die Körperhaltung im Sitzen 24
Positionen im Liegen 26
Bücken, Heben, Tragen 28
Sportliche Belastungen 29
Weitere Ursachen 29

Theoretische Grundlagen zu den Übungen 30
Entspannungsübungen 30
Atemübungen 32
Körperübungen 37
Pranayam 38
Ratschläge für die richtige Durchführung der Übungsstufen 39

Übungsprogramm nach akuten Beschwerden 41

Stufe 1 58
Entspannungs- und Atemübung 58
Arme verschränken 60
Torsionsübung mit gestreckten Beinen 62
Beckenschaukel 63
Beinstreckung 64
Radfahren 65
Vorübung für Bhujangasana 67
Vorübung für Salabhasana 68
Shashankasana 69
Marjari 70
Tadasana 72

Pranayam 73
Sitzhaltung 73
Nadi Sodhan 1 74

Stufe 2 75
Entspannungs- und Atemübung 75
Körper strecken 77
Torsionsübung mit geschlossenen Beinen 78
Torsionsübung mit den Armen 79
Skandharasana 82
Beine anbeugen 83
Vorübung für Bhujangasana 85
Salabhasana 86
Tigerpose 87
Uthan Pristhasana 88
Ashva Sancalanasana 89
Bein hochziehen im Stand 90

Stufe 3 91
Entspannungs- und Atemübung 91
Körper strecken 92
Torsion mit einem Bein in Rückenlage 93
Torsion mit gestreckten überschlagenen Beinen in Bauchlage 95
Bhujangasana 96
Shashankasana 98
Shashankasana mit Beinstreckung 99
Marjari – Variation 100
Hüftgelenkstreckung 101
Vyaghrasana 103
Trikonasana 104

Stufe 4 107
Entspannungs- und Atemübung 107
Diagonales Strecken 108
Kopf heben aus der Rückenlage 109
Torsion in Rückenlage 110
Dynamische Entspannung in Rückenlage 112
Torsion in Bauchlage 113
Dynamische Entspannung in Bauchlage 115
Arme strecken im Fersensitz 116
Shashankasana 116
Raupe 117

Bhujangasana 117
Berg 118
Pranayam – Nadi Sodhan 2 120

Stufe 5 121
Entspannungs- und Atemübung 121
Torsion in Seitenlage 122
Schmetterling in Rückenlage 124
Meru Akaranasana 125
Hasta Padangusthasana – Variation 127
Kashyapasana – Variation 129
Sprinterstellung 130
Oberkörper hängenlassen 132
Körper strecken 133
Khatu Pranam 134

Stufe 6 140
Entspannungs- und Atemübung 140
Nackenentspannung 140
Schulterkreisen 143
Seilziehen 145
Knie zum Kopf 146
Vorbeugen im Sitzen 147
Schmetterling 149
Mahlen 151
Setuasana 152
Einfacher Drehsitz 153
Virasana 155

Stufe 7 157
Entspannungs- und Atemübung 157
Torsion mit gestreckten Beinen 157
Torsion mit überschlagenen Beinen 159
Marjari mit Atemvariation 161
Rudern 163
Streckung der Brustwirbelsäule 165
Setuasana – Variation 166
Padasana 167
Sumeruasana 169
Ek Pad Pranamasana 171

Pranayam – Nadi Sodhan 3 172

Stufe 8 173
Entspannungs- und Atemübung 173
Knie zum Kopf in Rückenlage 173
Seitliches Neigen 175
Bhumananasana 176
Vorbeugen im Fersensitz 177
Nach-hinten-beugen im Fersensitz 178
Yoga Mudra 179
Ardha Chakrasana 181
Katiasana 182
Hansasana 183

Yoga-Übungsprogramm im Sitzen 185

Einteilung der Asanas nach ihrer Hauptwirkung auf den jeweiligen Wirbelsäulenabschnitt 202

Über den Autor 204

Dieses Buch ist meinem verehrten Satguru
Sri Deep Narayan Mahaprabhuji
und meinem Meister
Paramhans Swami Madhavanandji
gewidmet.
Ebenso all denen, die sich selbst und anderen
durch Yoga helfen möchten.

Paramhans Swami Maheshwarananda

Vorwort

Mit zunehmender Häufigkeit sind die Folgen des Bewegungsmangels in der zivilisierten Welt Ursache chronischer Beschwerden des Bewegungsapparates. Rastlosigkeit und Zeitmangel scheinen uns immer weniger Freiräume für innere Einkehr und Entspannung zu lassen. Die daraus resultierenden Befindlichkeitsstörungen lassen sich trotz erheblicher Fortschritte in der medizinischen Diagnostik durch objektivierbare Verfahren (Röntgen, Labor) nicht oder nur teilweise nachweisen beziehungsweise klinischen Diagnosen zuordnen. Das Konglomerat verschiedenster Beschwerdebilder verhält sich nur allzu oft resistent gegenüber Therapieversuchen, für Patient und Therapeut gleichsam unbefriedigend. Die wesentlichen Säulen der erfolgreichen Behandlungsmöglichkeiten basieren auf Präventionsaktivitäten und Langzeitrehabilitation. Diese müssen allerdings, um tatsächlich und konsequent in der Praxis durchgeführt zu werden, in den Alltag integrierbar sein.

Im vorliegenden Yoga-Buch wurde insbesondere der Aspekt der Anwendbarkeit berücksichtigt, so daß es für die Bekämpfung der „häufigsten Beschwerden unserer Zeit“ ein zeitgerechter und hilfreicher Leitfaden ist. Die Übungen aus dem System *„Yoga im täglichen Leben“* sind zielgerichtet auf den Ausgleich der muskulären Dysbalance (Abschwächung beziehungsweise Verkürzung der Muskulatur). Das Übungssystem ist ein wertvoller Behelf für den präventiv tätigen Spezialisten wie etwa den Allgemeinmediziner, Orthopäden und Physiotherapeuten, aber auch für den interessierten Betroffenen, der noch nicht, unterschwellig oder bereits dauerhaft manifest an den Folgen der Zivilisation leidet.
Mögen alle Hilfesuchenden und Motivierbaren Zugang zu den folgenden Ausführungen finden!

Dr. med. Gabriele Neundlinger

Einleitung

Was ist Yoga?

Yoga ist eine aus Indien stammende, seit Jahrtausenden praktizierte Methode zur Entwicklung von Körper, Geist und Bewußtsein.
Das System der Körper-, Atem- und Entspannungsübungen unterstützt die Gesundheit und steigert die Widerstandsfähigkeit gegen Krankheiten und schädliche Umwelteinflüsse. Die Yogaübungen haben einen ausgeprägten psychosomatischen Effekt und üben eine positive Wirkung auf alle Aspekte der Persönlichkeit aus. Yoga ist an keine bestimmte Weltanschauung oder Kultur gebunden. Es ist vielmehr ein aus uralter Überlieferung stammendes, umfassendes wissenschaftliches System.

Das Yoga-Übungsprogramm gegen Rückenschmerzen

Dieses Yoga-Übungsbuch soll eine Hilfe und ein praktischer Leitfaden für alle Menschen sein, die nach Gesundheit und Ausgeglichenheit streben. Die Übungen stammen aus dem umfassenden Übungssystem *„Yoga im täglichen Leben"*, das Paramhans Swami Maheshwarananda auf Basis der jahrtausendealten Yoga-Tradition entwickelte und auf den Menschen der modernen Zivilisation abstimmte. Yoga kann von jedem Menschen, ob jung oder alt, ob gesund oder krank, geübt werden.
Das vorliegende Übungsprogramm gegen Rückenschmerzen ist das Ergebnis eines jahrelangen Erfahrungsaustausches zwischen Paramhans Swami Maheshwarananda, Ärzten und Physiotherapeuten, wodurch eine wertvolle Synthese aus westlicher und östlicher Wissenschaft und Weisheit entstand.
Das achtstufige Übungssystem ist von Ärzten, Yogalehrern, Physiotherapeuten und zahlreichen Menschen mit Rückenbeschwerden erprobt und in seinen positiven Wirkungen bestätigt worden.
In jeder Übungsstufe wird der ganze Körper auf Entspannung, Dehnung und Kräftigung angesprochen. Das heißt, jede Übungsstufe bildet für sich eine abgerundete, bezüglich der Wirkungsweisen vollkommene Übungseinheit, in der die ganzheitliche Wirkung der Yogaübungen voll zum Ausdruck kommt.
Die einzelnen Übungsstufen unterscheiden sich jedoch in ihrem Schwierigkeitsgrad. Eine Übungsstufe setzt das erworbene Körpergefühl und das muskuläre Training der vorangegangenen Übungen voraus. Für den Übenden ist die Steigerung der Übungsanforderungen meistens gar nicht spürbar, weil Körper und Geist durch die vorherigen Übungen ausreichend vorbereitet werden, so daß der Übergang von einfacheren zu schwierigeren Übungen fließend wird.

Jede Übungsstufe erfordert ungefähr eine halbe Stunde Übungszeit. Das Übungsprogramm umfaßt bewußt keinen längeren Zeitraum, damit es auch für Berufstätige und Vielbeschäftigte möglich ist, die Übungen täglich durchzuführen.
Für Personen mit akuten Rückenbeschwerden wurde ein eigenes Trainingsprogramm zusammengestellt. Ein weiteres Übungsprogramm am Sessel eignet sich für jene, die nicht am Boden üben können oder Arbeitspausen zum Üben nützen wollen.
Im Anschluß an die Übungsstufen sind die Yogaübungen bezüglich ihrer Hauptwirkung auf die einzelnen Wirbelsäulenabschnitte eingeteilt. Damit kann sich jeder jene Yogaübungen heraussuchen, die besonders auf den jeweiligen Problembereich wirken. Daneben sollte aber auch gemäß der Übungsstufen vorgegangen werden. Da sich die Ursachen für Rückenschmerzen selten auf nur einen Körperabschnitt beziehen, ist das Üben gemäß der Übungsstufen ganzheitlicher in den Wirkungen.
Das Buch ist nicht als „Selbstheilung" spezieller Krankheiten gedacht, sondern als Vorbeugung gegen Rückenschmerzen. Bei bereits bestehenden Rückenbeschwerden sollte stets ein Arzt zu Rate gezogen werden. Die Übungsprogramme können dann unter ärztlicher und therapeutischer Aufsicht entsprechend der Problematik ausgewählt und angepaßt werden.

Harriet Bucher, diplomierte Physiotherapeutin

Anatomie der Wirbelsäule

Grundfunktionen und Aufbau der Wirbelsäule

Die folgende kurze Beschreibung des Aufbaus und der Funktion der Wirbelsäule soll zu einem besseren Verständnis des Zustandekommens von Rückenbeschwerden führen und zu einem sorgfältigeren Umgang mit dem Körper verhelfen.

Die Wirbelsäule hat drei **Grundfunktionen**:

- Sie hat als tragende Säule des Körpers eine zentrale Stützfunktion.
- Sie ermöglicht die Bewegungen des Rumpfes und spielt bei der Erhaltung des Gleichgewichts eine bedeutende Rolle.
- Sie bildet einen Schutzmantel für das Rückenmark und die dort austretenden Nerven.

Die **Wirbelsäule** besteht aus:

7 Halswirbeln
12 Brustwirbeln
5 Lendenwirbeln
5 zusammengewachsenen Kreuzwirbeln, die das *Kreuzbein* bilden
2-4 zusammengewachsenen Steißwirbeln, die das *Steißbein* bilden.

Ein **Wirbel** besteht aus:

- dem *Wirbelkörper*, der den tragenden Teil eines Wirbels bildet. Entsprechend der zunehmenden Belastung werden die Wirbelkörper in Richtung Steißbein immer größer;
- dem *Wirbelbogen*, der sich an der Hinterseite des Wirbelskörpers befindet. Alle Wirbelbögen und Wirbelkörper zusammen bilden den *Wirbelkanal*, in dem das Rückenmark eingeschlossen ist. Je zwei benachbarte Wirbelbögen bilden seitlich das *Zwischenwirbelloch*, durch das die entsprechenden Rückenmarknerven und Blutgefäße ein- und austreten. Bei einer Verkleinerung des Zwischenwirbellochs, wie es zum Beispiel bei Abnützung der Bandscheiben oder Wirbelgelenke der Fall sein kann, kommt es zu einer Kompression der jeweiligen Nerven und Blutgefäße. Dadurch entstehen Schmerzen und Bewegungseinschränkungen;
- den *Fortsätzen* des Wirbelbogens:
  1 Dornfortsatz hinten,
  2 Querfortsätze seitlich, auf dem sich je *2 Gelenkfortsätze* befinden. Durch diese Gelenkflächen stehen die einzelnen Wirbel miteinander in Verbindung.

Die Brustwirbel werden durch weitere Gelenke mit den Rippen verbunden. An den Wirbelfortsätzen haben zahlreiche Muskeln ihren Ursprung oder Ansatz. In den kleinen Gelenken zwischen den Wirbeln sind nur sehr kleine Bewegungen möglich, aber gerade sie bestimmen die Hauptrichtung der Gesamtbewegung der Wirbelsäule. Hier entstehen oft Störungen der Beweglichkeit bis hin zu Bewegungsblockaden.

Abb. 1

Lendenwirbel (von oben)

1 Wirbelkörper
2 Wirbelbogen
3 Wirbelloch (Wirbelkanal)
4 Dornfortsatz
5 Querfortsätze

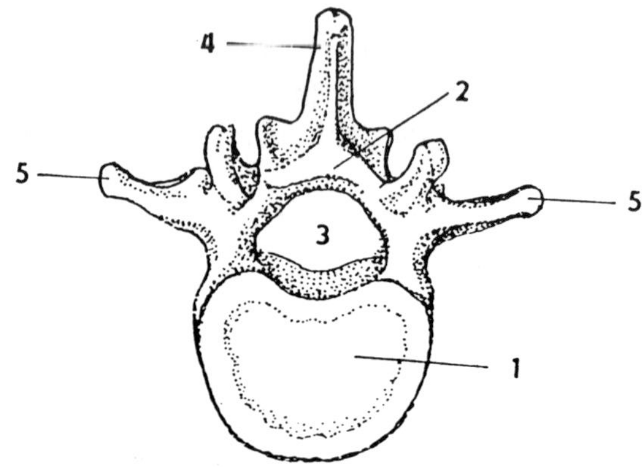

Abb. 2

Brustwirbel (seitlich)

1 Wirbelkörper
2 Dornfortsatz
3 Querfortsatz
4 Rippengelenk

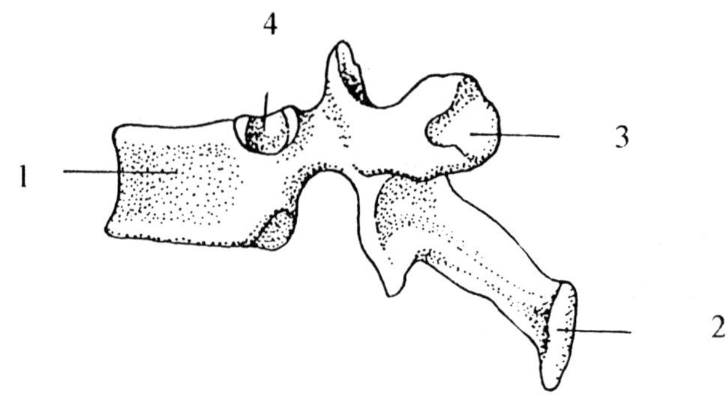

Abb. 3

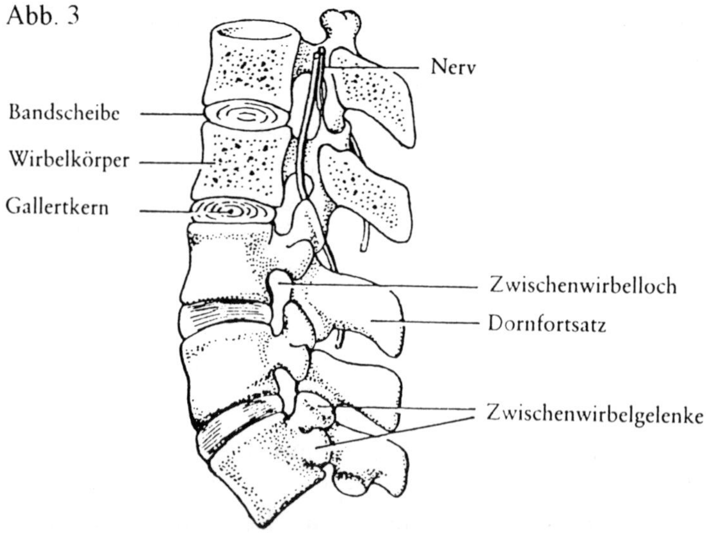

Die Funktion der Bandscheiben

Die Bandscheiben befinden sich jeweils zwischen zwei Wirbelkörpern. Die erste Bandscheibe liegt zwischen dem zweiten und dritten Halswirbel, die letzte befindet sich zwischen dem fünften (= letzten) Lendenwirbel und dem Kreuzbein.
Die Bandscheiben bestehen aus einem bindegewebigen Ring *(Anulus fibrosus)*, der einen Gallertkern *(Nucleus pulposus)* umschließt. Die Höhe der Bandscheiben nimmt in Richtung Kreuzbein zu. Die Bandscheiben sind elastisch und ihrer Funktion nach mit Stoßdämpfern eines Autos zu vergleichen. Bei Belastung werden die Bandscheiben zusammengedrückt. Sie fangen dadurch Druckeinwirkungen auf die Wirbelkörper ab. Im Alter nimmt die Elastizität der Bandscheiben ab, und sie werden flacher. Dies macht sich in einer verminderten Beweglichkeit und der abnehmenden Größe des älteren Menschen bemerkbar. Die Zwischenwirbellöcher werden durch die Verschmälerung der Bandscheiben kleiner, was zu einem vermehrten Druck auf die dort austretenden Nerven und damit verbundenen schmerzhaften Verspannungen führt.
Bei jeder Bewegung verformen sich die Bandscheiben auf Grund ihrer Elastizität geringfügig, so daß zwischen benachbarten Wirbeln kleine Bewegungen möglich sind. Die Summe dieser kleinen Bewegungen ermöglicht eine relativ große Beweglichkeit der gesamten Wirbelsäule trotz ihrer beachtlichen Festigkeit.
Bei jeder Bewegung kommt es zu einer Verschiebung des Gallertkerns innerhalb der Bandscheibe: Beim Vorbeugen wird er nach hinten, beim Zurückbeugen nach vorn, beim Seitneigen auf die Seite geschoben.

Abb. 4

Gesunde und abgenützte Bandscheibe

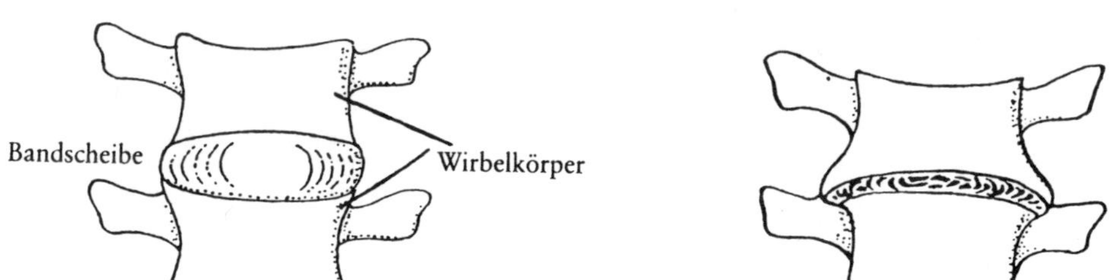

Durch übermäßige Belastung kann der Bindegewebering reißen und der Gallertkern aus der Bandscheibe herausgedrückt werden. Man spricht dann von einem *Bandscheibenvorfall*. In der Lendenwirbelsäule kommt es durch unökonomisches Vorbeugen besonders häufig zu einem Bandscheibenvorfall. Dabei kann der Bandscheibenkern mit soviel Kraft nach hinten gedrückt werden, daß er in den Wirbelkanal rutscht und auf die dort austretenden Nerven drückt. Nach Bandscheibenschäden soll man Drehbewegungen und extreme, belastende Beuge- und Streckbewegungen vermeiden. In diesem Fall ist es wichtig, durch gezielte Übungen den verletzten Wirbelsäulenbereich zu stabilisieren und die Durchblutung und Ernährung des Gewebes durch entlastende dynamische Bewegungen zu verbessern.

Abb. 5

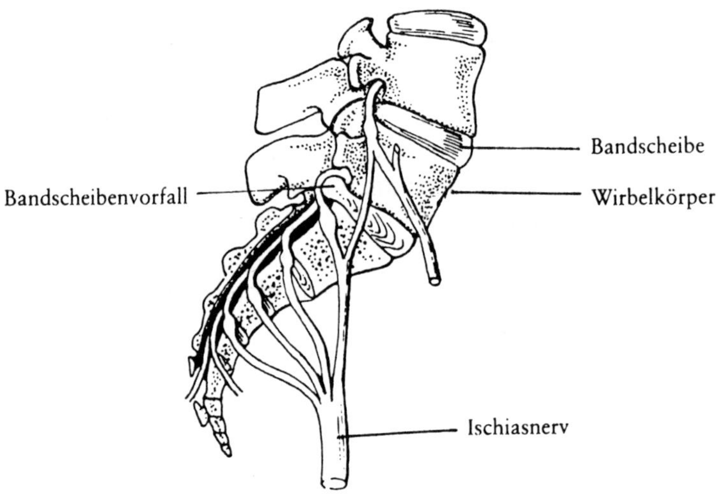

Die Krümmungen der Wirbelsäule

Von der Seite gesehen bildet die Wirbelsäule ein doppeltes „S“:
– die Brustwirbelsäule und das Kreuzbein sind nach hinten gekrümmt *(= Kyphose)*
– die Hals- und Lendenwirbelsäule sind nach vorne gekrümmt *(= Lordose)*.
Die S-förmige Krümmung der Wirbelsäule bildet sich erst zwischen dem 5. und 6. Lebensjahr vollständig aus. Diese Krümmungen sind Voraussetzung dafür, daß die Wirbelsäule den großen Belastungen, denen sie täglich ausgesetzt wird, standhalten kann. Sind die Krümmungen zu wenig oder übermäßig stark ausgeprägt, so kommt es zur Überbelastung der Wirbel, Bandscheiben, Gelenke, Bänder und Muskeln.

Abb. 6

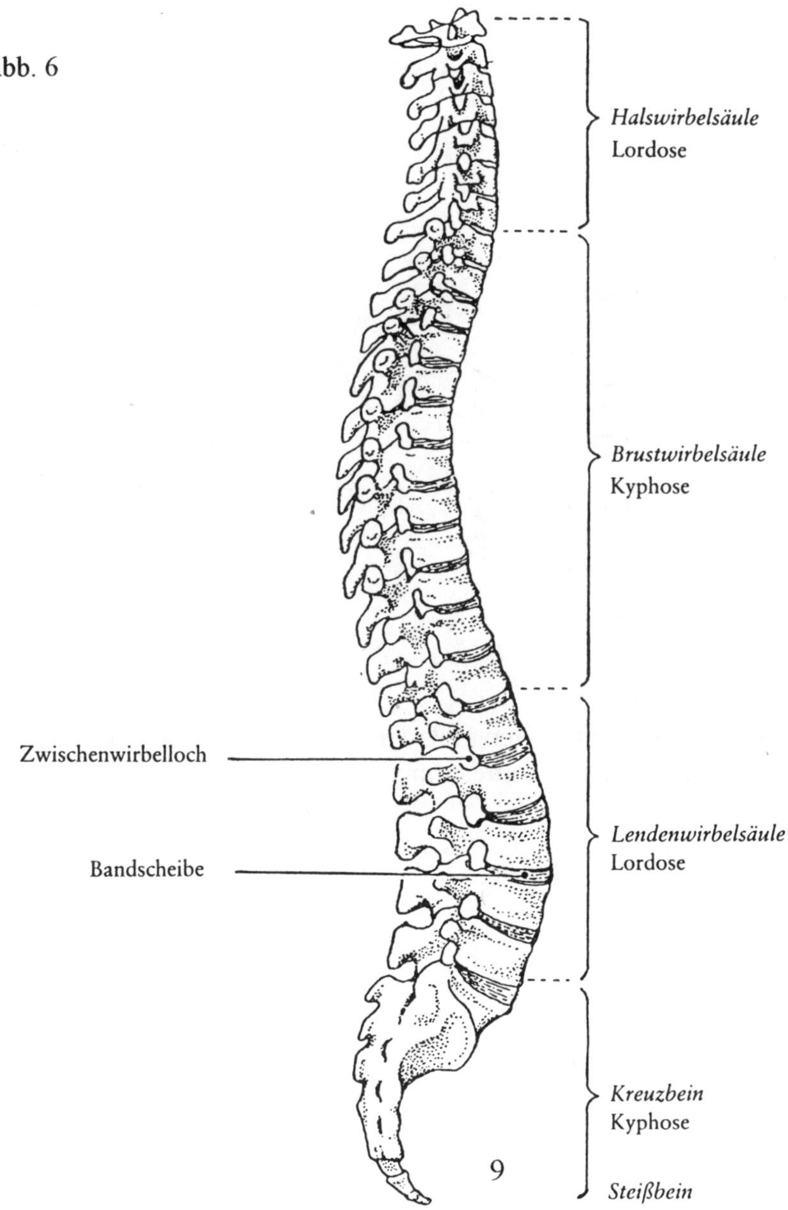

Funktionen der einzelnen Wirbelsäulenabschnitte

DIE HALSWIRBELSÄULE

Im Kopf befinden sich fast alle Sinnesorgane. Die große Beweglichkeit der Halswirbelsäule ermöglicht ein ausreichendes Blickfeld sowie die Funktion der Orientierung und der Gleichgewichtsreaktionen des Kopfes. Weiters muß die Halswirbelsäule auch eine gute Stabilität besitzen, um den Kopf in einer ökonomischen Stellung halten zu können. Verantwortlich dafür sind freie Gelenkbewegungen und eine gut stabilisierende Nacken- und Halsmuskulatur. In der Halswirbelsäule ist Beugung, Streckung, Seitneigung und Drehung möglich.

Die ersten beiden Halswirbel weichen von ihrem anatomischen Bau her von den anderen Wirbeln ab.

Abb. 7

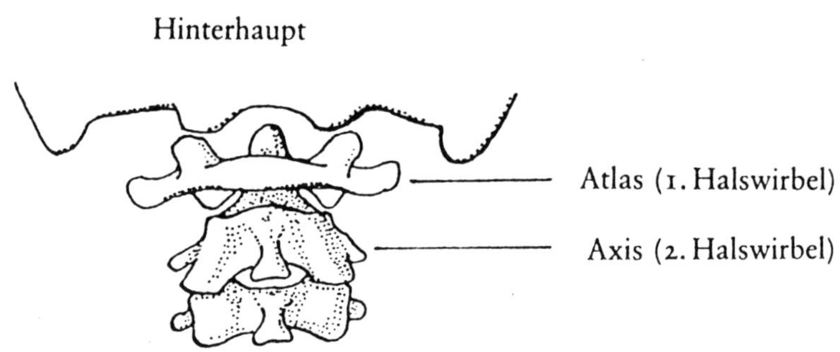

Zwischen dem Hinterkopf und dem ersten Halswirbel *(Atlas)* ist das Vor- und Zurückbeugen sowie das Seitneigen des Kopfes möglich.

Zwischen dem ersten *(Atlas)* und dem zweiten Halswirbel *(Axis)* findet ein großer Teil der Drehung des Kopfes statt. Der Atlas besitzt keinen Körper, sondern besteht aus zwei miteinander verbundenen Bögen. Der zweite Halswirbel hat einen Fortsatz *(Dens)*, der in den Bogen des Atlas hineinragt.

Abb. 8

1. *Halswirbel* (Atlas)

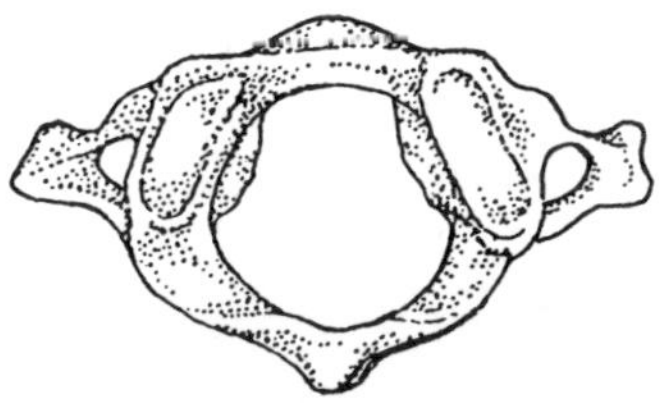

2. *Halswirbel* (Axis)

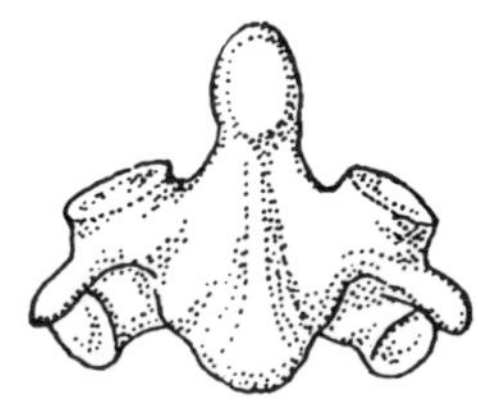

DIE BRUSTWIRBELSÄULE

Die Brustwirbelsäule ist der unbeweglichste Abschnitt der Wirbelsäule. Sie liegt zwischen Hals- und Lendenwirbelsäule und ist mit den Rippen gelenkig verbunden. Deshalb hat eine Bewegung der Brustwirbelsäule auch eine Aktivität in den beiden angrenzenden Wirbelsäulenabschnitten und eine Bewegung der Rippen zur Folge. In der Brustwirbelsäule ist Seitneigung, mehr Beugung als Streckung und Drehung möglich. Die Hauptaufgabe der Brustwirbelsäule ist die Stabilisation. Dieser Wirbelsäulenabschnitt muß alle Bewegungsimpulse, die von den Armen, Beinen oder vom Kopf auf die Brustwirbelsäule treffen, sowie die Atembewegungen stabilisieren und koordinieren.

DIE LENDENWIRBELSÄULE UND DAS KREUZBEIN

Die Lendenwirbelsäule liegt zwischen der Brustwirbelsäule und dem Kreuzbein. Bewegungen der Lendenwirbelsäule verursachen zwangsläufig Bewegungen in den angrenzenden Bereichen, nämlich in der Brustwirbelsäule und im Kreuzbein. Das Kreuzbein ist durch die *Iliosakralgelenke* mit den Beckenknochen in Verbindung. In den Iliosakralgelenken findet nur eine sehr geringe Bewegung statt. Diese Beweglichkeit zwischen Kreuzbein und Beckenknochen hat eine sehr wichtige stoßdämpfende Funktion. Eine Bewegungseinschränkung im Iliosakralgelenk ist eine häufige Funktionsstörung, die sich in Form von Schmerzen im Kreuz- und Beckenbereich bemerkbar macht. Andererseits wirkt sich auch eine zu große Beweglichkeit dieser Gelenke ungünstig aus, da dadurch die Stabilität des Beckens beeinträchtigt wird.

In der Lendenwirbelsäule ist Beugung, Streckung, seitliches Neigen und zu einem geringen Ausmaß auch Drehung möglich. Eine Bewegung der Lendenwirbelsäule verursacht eine Bewegung des Beckens und in den Hüftgelenken. Zum Beispiel bewirkt eine vermehrte Lordose (Streckung) in der Lendenwirbelsäule, wie es bei einem „Hohlkreuz“ der Fall ist, ein Vorkippen des Beckens und eine Beugung in den Hüftgelenken.

Abb. 9

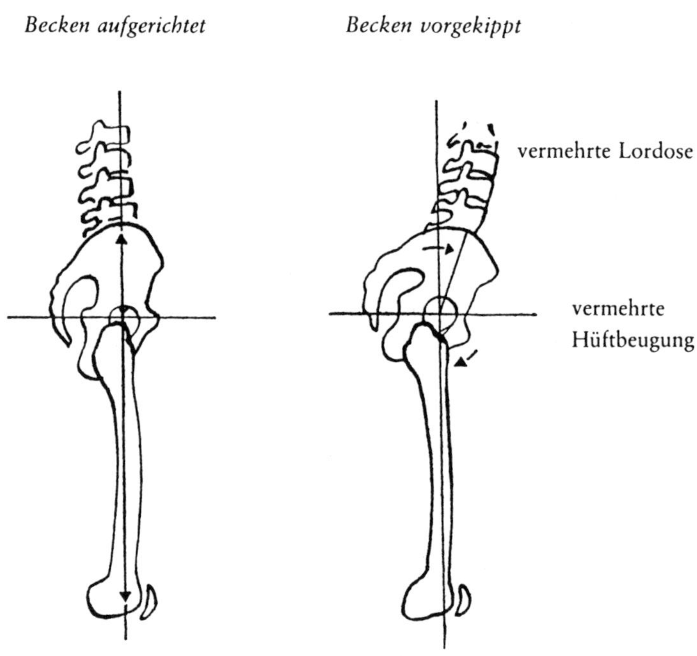

Bänder und Muskeln der Wirbelsäule

Die Wirbelsäule ist in ihrer ganzen Länge durch zwei *Bänder*, die sich auf der vorderen und hinteren Seite der Wirbelkörper befinden, verstärkt. Ein dritter langer Bindegewebestreifen verbindet die Dornfortsätze und erstreckt sich vom Hinterkopf bis zum Kreuzbein. Außerdem gibt es kurze Bänder, die die einzelnen Wirbelbögen und alle Wirbelfortsätze miteinander verbinden. Elastische, sogenannte „gelbe Bänder" verbinden die Wirbelbögen. Sie stehen immer unter Spannung und bewirken gemeinsam mit der Elastizität der Bandscheiben die Rückkehr der Wirbelsäule in die Ruhestellung. Sind die Bänder schlaff (manchmal angeboren), spricht man von einer Hypermobilität, die zur Überbelastung der Gelenke führen kann. In diesem Fall ist es wichtig, die Stabilität der Wirbelsäule durch regelmäßige Muskelkräftigung zu erhalten.

Abb. 10

Bänder der Wirbelsäule

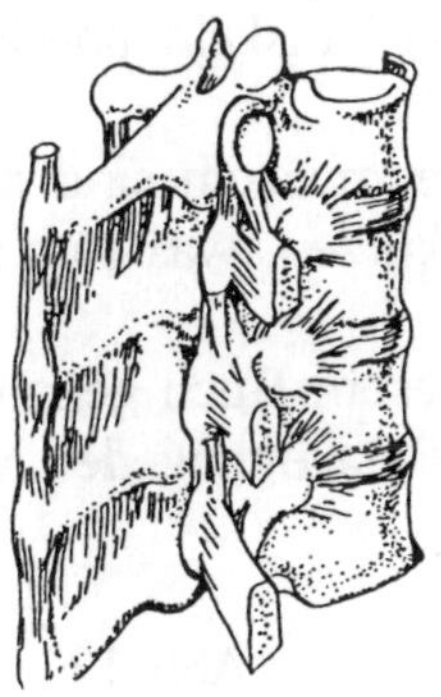

Die Aufrechterhaltung der Stabilität und Beweglichkeit der Wirbelsäule ist unter anderem Aufgabe der *Muskulatur* in diesem Bereich.

- Nacken- und Halsmuskulatur sind für die Beweglichkeit und Stabilität der Halswirbelsäule verantwortlich.
- Schulter-, Brust-, Rippen-, Bauch- und Rückenmuskulatur sind für die Beweglichkeit und Stabilität der Brustwirbelsäule verantwortlich.
- Rücken-, Bauch-, Hüft- und Beckenbodenmuskeln sind für die Beweglichkeit und Stabilität der Lendenwirbelsäule verantwortlich.

Aufgrund ihrer großen Bedeutung für eine gesunde Körperhaltung wird die Funktion der Rücken-, Bauch-, Beckenboden- und Hüftmuskulatur etwas genauer beschrieben.

Die Rückenmuskulatur

Die tiefe Schicht der Rückenmuskulatur besteht aus kurzen Muskeln, die sich zwischen den Quer- und Dornfortsätzen der benachbarten Wirbel befinden. Die schräge Verlaufsform einiger Muskelzüge ist sowohl für die Stabilität als auch für die Drehfähigkeit des jeweiligen Wirbelsäulenabschnittes verantwortlich. Über den kurzen Rückenmuskeln befinden sich längere Muskeln, die weiter entfernt liegende Wirbelkörper miteinander verbinden.
Einige Muskelzüge verlaufen seitlich zu den Rippen und sind dadurch an der Atmung beteiligt.
Alle Muskelgruppen zusammen bilden längs der Wirbelsäule die sogenannten *parallelen Rückenmuskeln, die auch als „Aufrichter der Wirbelsäule“* bezeichnet werden.
Die tiefe Schicht der Rückenmuskulatur hat immer eine gewisse Grundspannung, die den Körper gegen die Schwerkraft aufrecht hält. Bei ausgewogener, natürlicher Bewegung funktioniert sie mühelos beliebig lange. Bei schlechter Körperhaltung und einseitigen Belastungen werden die Muskeln überbeansprucht, was zu Verspannungen führt.
Weitere Eigenschaften der tiefen Rückenmuskeln sind eine gute Regenerationsfähigkeit, aber auch eine Tendenz zu verkürzen, was sich mit der Zeit in einer Verminderung der Beweglichkeit äußert.
Speziell die Torsionsübungen, die in diesem Buch genau beschrieben sind, dienen der Vorbeugung beziehungsweise der Beseitigung der Muskelverspannungen und -verkürzungen.

Abb. 11 *Die tiefen Rückenmuskeln*

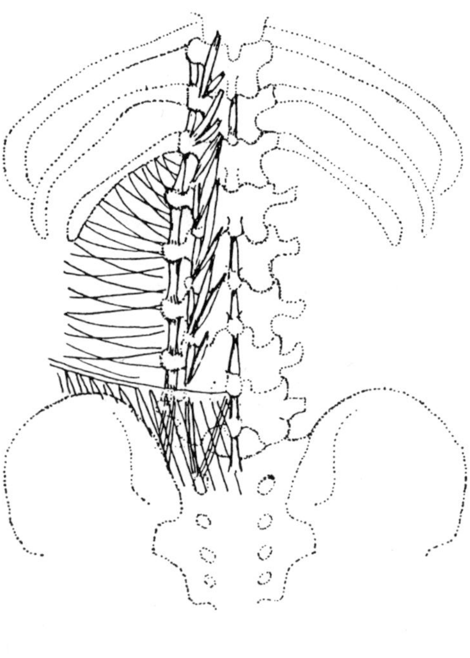

Abb. 12

„Aufrichter der Wirbelsäule“

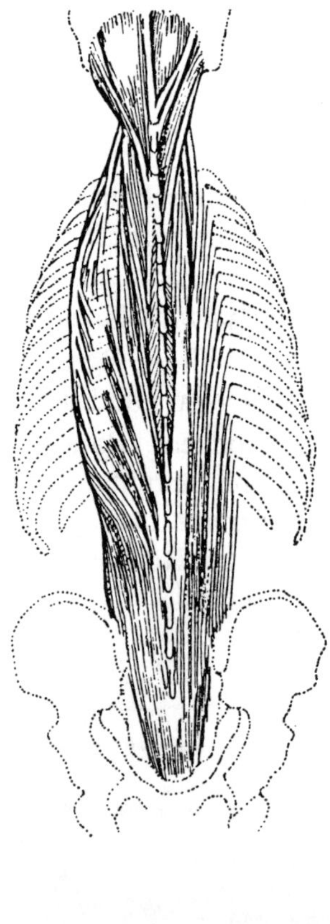

Die oberflächliche Schicht der Rückenmuskeln setzt sich aus großflächigen Muskeln zusammen. Sie werden auch „phasische Muskeln“ genannt. Sie erstrecken sich von der Wirbelsäule zu den Rippen, zum Becken, zum Schultergürtel und zu den Gliedmaßen. Entwicklungsgeschichtlich sind sie jünger, leichter ermüdbar und weniger widerstandsfähig als die tiefen Rückenmuskeln. Mit zunehmendem Alter tendieren sie zur Erschlaffung und Kraftlosigkeit. Gezielte Kräftigungsübungen können der Abnahme der Muskelkraft der oberflächlichen Schicht entgegenwirken.

Abb. 13

Oberflächliche Schicht der Rückenmuskeln

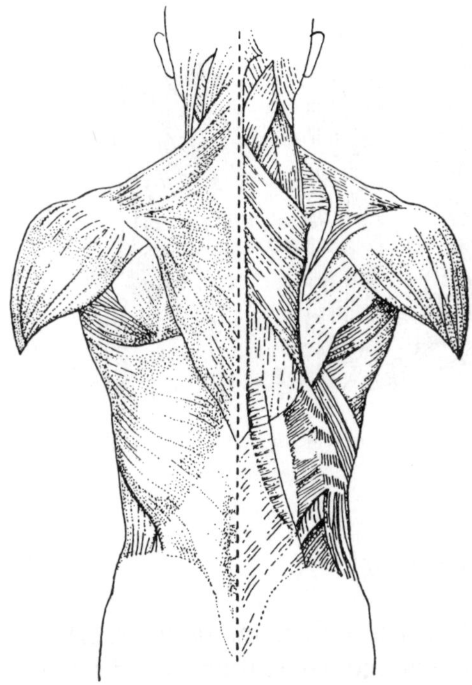

Die Bauchmuskulatur

Die Bauchmuskulatur besteht aus geraden, schrägen und querverlaufenden Muskelzügen. Sie sind gemeinsam mit den Rücken- und Beckenmuskeln für eine aufrechte, stabile Körperhaltung verantwortlich. Die Bauchmuskeln befinden sich zwischen Brustkorb und Becken. Sie unterstützen die Aufrichtung des Beckens und wirken daher einem „Hohlkreuz“ entgegen. Außerdem stabilisieren sie die Stellung des Brustkorbes und unterstützen eine gesunde, tiefe Atmung.
Eine ökonomische Spannung der Bauchmuskeln wirkt stimulierend auf die Funktion der Bauchorgane und unterstützt eine gesunde Verdauung.

Eine schlechte Körperhaltung hat häufig eine schlaffe und verkürzte Bauchmuskulatur zur Folge. Insuffizient arbeitende Bauchmuskeln führen zu einer vermehrten Belastung der Lendenwirbelsäule, einer flacheren Atmung und einer trägen Verdauung.
Kräftigende und dehnende Übungen wirken aktivierend auf die Bauchorgane und unterstützen eine gute Körperhaltung.

Abb. 14

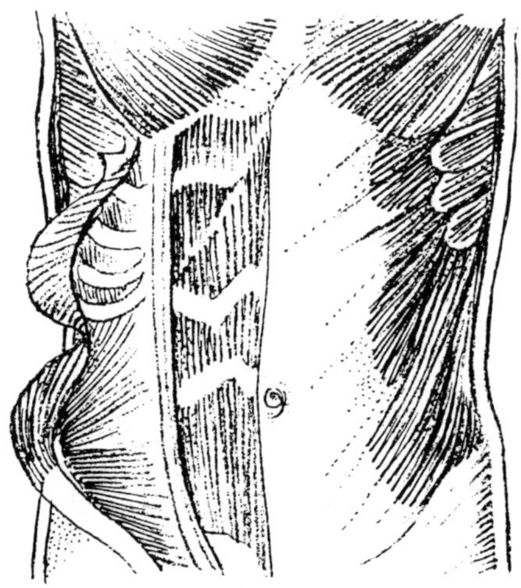

Die Becken- und Hüftmuskulatur

Das Becken steht in direkter Verbindung mit dem Kreuzbein. Dadurch beeinflussen die Bewegungen des Beckens und der Hüftgelenke die Stellung der gesamten Wirbelsäule. Somit spielt die Becken- und Hüftmuskulatur eine bedeutende Rolle für eine gute Körperhaltung.
Bei vielen Menschen sind die Hüftbeugemuskeln verspannt und verkürzt. Dadurch ziehen sie das Becken nach vorne und führen zu einem „Hohlkreuz".
Weitere Muskeln, die vom Hüftgelenk zum Kreuzbein verlaufen, neigen zu Verspannungen und üben dadurch einen ungünstigen Einfluß auf die Körperhaltung aus. Diese Muskeln können durch gezielte Yogaübungen wirkungsvoll entspannt und gedehnt werden.

Eine ganz wichtige Rolle für eine gute Körperhaltung spielt die Beckenbodenmuskulatur. Diese Muskeln, die die untere Seite des Beckens abschließen, sind bei vielen Menschen geschwächt. Die Folge davon ist eine Instabilität des Beckens und eine Störung der Funktionen aller Beckenorgane (Blase, Darm, Eierstöcke).
Für eine stabile Beckenstellung sind außerdem die Hüft-, Bauch- und Gesäßmuskeln verantwortlich.

Abb. 15

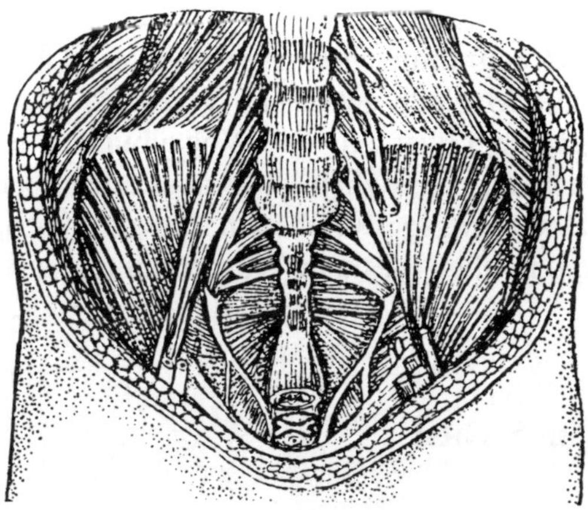

Häufige Ursachen von Rückenschmerzen

Es gibt nur sehr wenige Menschen, die noch nie unter Beschwerden im Bereich der Wirbelsäule gelitten haben. Rückenschmerzen werden häufig lange Zeit verdrängt – sie werden zwar als unangenehm empfunden, meist aber nicht weiter beachtet, obwohl sie die Lebensqualität und die Leistungsfähigkeit erheblich herabsetzen können. Hauptursachen für Rückenschmerzen sind funktionelle Fehlhaltungen und einseitige Belastungen. Diese führen zu einer Störung des muskulären Gleichgewichtes und in weiterer Folge zu Gelenkabnützungen, Durchblutungsstörungen, Muskelverspannungen und Muskelschwächen.
Durch das Yoga-Übungsprogramm wird das muskuläre Gleichgewicht wiederhergestellt, indem verspannte Muskeln entspannt, verkürzte Muskeln gedehnt und geschwächte Muskeln gekräftigt werden. Die Yogaübungen führen automatisch zu einer besseren Körperhaltung. Zusätzlich ist es aber auch noch notwendig, daß falsche Haltungs- und Bewegungsgewohnheiten bewußt korrigiert werden. Daher werden im folgenden die richtige, gesunde Körperhaltung und häufige Haltungsfehler beschrieben.

Die Körperhaltung im Stehen

Die gesunde Haltung

Eine gesunde, gute Körperhaltung wirkt natürlich und harmonisch und bereitet keine Anstrengung oder Schmerzen. Alle Wirbelsäulenabschnitte befinden sich im Lot, so daß die Wirbelsäule auf ökonomische Weise belastet und die Muskulatur gleichmäßig beansprucht wird. Jede Abweichung eines Wirbelsäulenabschnittes vom Lot bedeutet eine vermehrte Belastung für einzelne Wirbel, Bandscheiben, Muskeln, Bänder und Gelenke.

Abb. 16

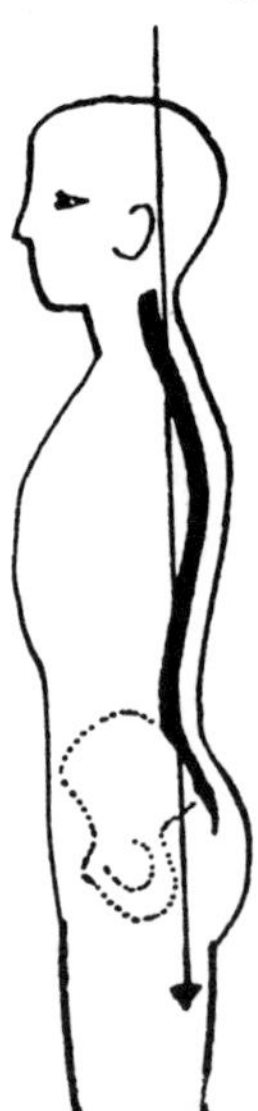

Häufige Haltungsfehler

Schlechte Körperhaltungen und die daraus resultierenden Fehlbelastungen sind schon bei Schulkindern sehr häufig zu finden. So bedingt zum Beispiel das einseitige Tragen der Schultasche oft eine „Schiefhaltung" der Wirbelsäule. Um dieser vorzubeugen, muß die Fehlhaltung beseitigt und die daraus resultierende Muskeldysbalance behoben werden. Dazu eignen sich besonders die Übungen, die die Muskulatur auf der geschwächten Seite der Krümmung kräftigen und auf der verkürzten Seite dehnen.

Abb. 17

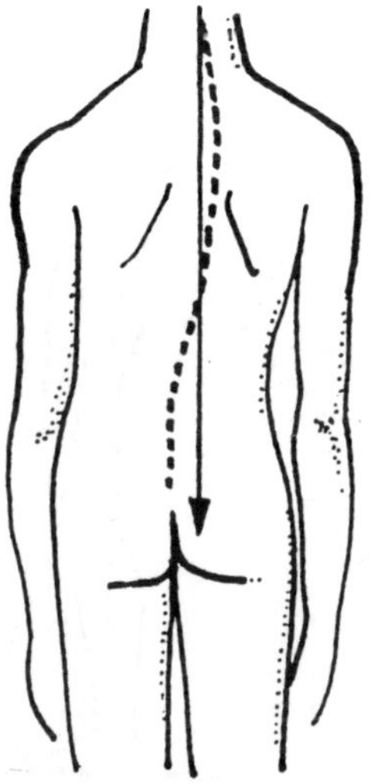

- Weit verbreitete Haltungsfehler sind verstärkte Krümmungen der Wirbelsäule nach vorn oder hinten:
- Die Lendenwirbelsäule wird oft in einer verstärkten Lordose (=Krümmung nach vorn) gehalten, so daß ein „Hohlkreuz" entsteht.
- Die Brustwirbelsäule wird häufig in einer vermehrten Kyphose (=Krümmung nach hinten) gehalten, so daß sich ein „Buckel" bildet.
- Die Halswirbelsäule wird häufig in ihrem oberen Abschnitt durch eine nach vorn geschobene Kopfhaltung in verstärkter Lordose (=Krümmung nach vorn) gehalten.

Diese Fehlhaltungen treten meistens kombiniert auf, weil die Wirbelsäule eine funktionelle Einheit bildet. Bewegt sich ein Wirbelsäulenabschnitt aus der lotrechten Körperlängsachse, so verändert sich auch die Stellung der anderen Wirbelsäulenabschnitte, um den verschobenen Schwerpunkt wieder auszugleichen. Das bedeutet, daß sich eine verstärkte Krümmung in einem Bereich auf die gesamte Wirbelsäule auswirkt. Ebenso muß ein steifer Wirbelsäulenabschnitt durch eine Hypermobilität in den angrenzenden Abschnitten ausgeglichen werden. Daher wäre es ein Fehler, die funktionelle Problematik der Wirbelsäule nur in einem Wirbelsäulenabschnitt isoliert zu sehen und Übungen nur für diesen Teil durchzuführen. Die Ursachen für eine Fehlhaltung der Wirbelsäule können zum Beispiel auch in einer schlechten Fußbelastung oder in einer Funktionsstörung im Bereich der Knie-, Hüft- oder Iliosakrakalgelenke (= Gelenke zwischen Kreuzbein und Beckenschaufel) liegen. Bei den Yogaübungen wird dieser funktionelle Zusammenhang stets beachtet, indem die Bewegungen oder Positionen meistens alle Körperteile auf physiologische Weise ansprechen.

Abb. 18

Schlechte Körperhaltung – die Körperabschnitte befinden sich nicht mehr im Lot

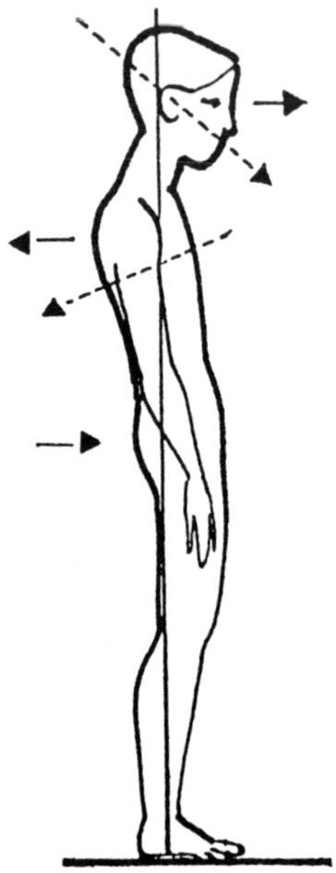

Haltungsstörungen im Bereich der Halswirbelsäule

Die Halswirbelsäule trägt das gesamte Gewicht des Kopfes und ist dabei im Vergleich zu anderen Abschnitten der Wirbelsäule sehr feingliedrig. Sie ist der beweglichste Abschnitt, und dadurch ist die Gefahr der Abnützung bei schlechten Haltungs- und Bewegungsgewohnheiten relativ groß.
Die empfindlichsten Stellen sind der Übergang von der Schädelbasis zum ersten Halswirbel sowie der Übergang von der Hals- zur Brustwirbelsäule. Diese beiden Bereiche werden bei Fehlhaltungen am meisten belastet und reagieren auch bei psychischen Belastungen oft mit Verspannungen.

Die häufigste Fehlhaltung ist eine nach vorne geschobene Kopfhaltung, die zu Verspannungen und Verkürzungen der Nackenmuskulatur, zu Durchblutungsstörungen im Kopf-, Nacken-, Schulter- und Armbereich sowie zur Überbelastung der Bänder und Bandscheiben führt.
Die Symptome dieser Fehlhaltung sind zum Beispiel Schwindel, Kopf-, Nacken- und Schulterschmerzen. Auch Migräne kann durch Blockaden in der Halswirbelsäule ausgelöst werden.

Um die Beschwerden zu beseitigen, muß zusätzlich zu den Yogaübungen, die der Dehnung, Entspannung und Kräftigung der Hals- und Nackenmuskulatur dienen, die Kopfhaltung korrigiert werden.
Man kann sich vorstellen, daß ein Marionettenfaden den Hinterkopf nach oben zieht und das Kinn sich zum Kehlkopf bewegt. Dabei wird der Nacken gestreckt und die Halswirbelsäule entlastet.

Abb. 19 Vorgeschobene und korrigierte Kopfhaltung

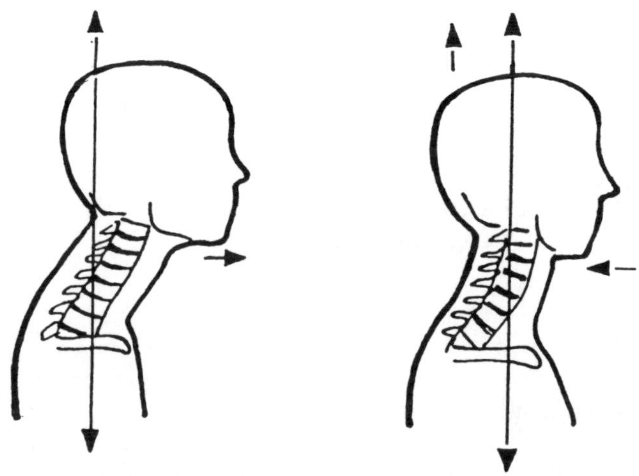

Beschwerden im Bereich des Nackens und Schultergürtels werden auch häufig durch hochgezogene Schultern verursacht. Ist man sich dieser Gewohnheit einmal bewußt geworden, so ist es wichtig, sich immer wieder selbst zu beobachten und bewußt den Schultergürtel zu entspannen.

Haltungsstörungen im Bereich der Brustwirbelsäule

Die Brustwirbelsäule ist der am wenigsten bewegliche Abschnitt der Wirbelsäule. Eine gut aufgerichtete Brustwirbelsäule ist Voraussetzung für eine freie Beweglichkeit der Rippen, der Schulterblätter, der Hals- und der Lendenwirbelsäule.
Die häufigste Fehlhaltung der Brustwirbelsäule ist eine verstärkte Kyphose, also eine Krümmung dieses Wirbelsäulenabschnittes nach hinten. Durch diese Stellung hängen die Schulterblätter nach vorn und der vordere Teil des Brustkorbes wird eingeengt. Dadurch werden die Funktion der Schultergelenke sowie die Atembewegungen beeinträchtigt.
Für die Brustwirbelsäule sind besonders jene Yogaübungen wichtig, die kräftigend auf die Rückenmuskulatur und dehnend auf die Brustmuskeln wirken. Außerdem muß die Aufrichtung der Brustwirbelsäule bei allen Haltungen und Bewegungen

beachtet werden. Meist ist diese Korrektur mit einer richtigen Einordnung des Kopfes in die Körperlängsachse und einer Aufrichtung des Beckens verbunden.

Abb. 20

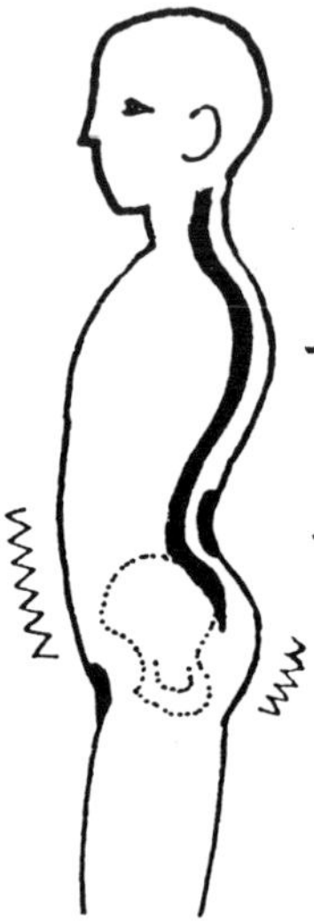

Haltungsstörungen im Bereich der Lendenwirbelsäule

Die häufigste Fehlhaltung im Lendenbereich ist das vorgekippte Becken, das sogenannte „Hohlkreuz“.
Diese Stellung führt zur Erschlaffung der Bauch-, Beckenboden- und Gesäßmuskeln, die für eine aufrechte Beckenstellung verantwortlich sind. Ein vorgekipptes Becken wirkt sich auch negativ auf die Becken- und Bauchorgane aus und kann Ursache für Verdauungsstörungen sein.
Bei den Rückenmuskeln verursacht ein „Hohlkreuz“ mehr oder weniger schmerzhafte Verspannungen und Muskelverkürzungen im Bereich der Lendenwirbelsäule.
Ebenso verkürzen sich die Hüftbeuge- und hinteren Oberschenkelmuskeln.
Yogaübungen, die besonders auf diesen Wirbelsäulenabschnitt wirken, kräftigen die Bauch-, Gesäß- und Beckenbodenmuskulatur und entspannen und dehnen die Rükken-, Oberschenkel- und Hüftbeugemuskeln.

Eine verspannte Rückenmuskulatur kann zusätzlich mit Hilfe der Atmung entspannt werden. Das Zwerchfell – der wichtigste Atemmuskel – reicht bis zu den ersten drei Lendenwirbeln. Durch tiefe Atmung in Richtung Lendenwirbelsäule kann die Entspannung in diesem Bereich erheblich unterstützt werden.

Übungen für die Stabilisation des Beckens und zur Förderung der Durchblutung und Beweglichkeit des Lendenwirbel- und Kreuzbereichs sind nicht nur für eine gesunde Körperhaltung sehr wichtig, sondern auch, um die verwundbarsten Stellen in diesem Bereich, nämlich den Übergang von der Lendenwirbelsäule zum Kreuzbein und die Iliosakralgelenke vor Überbelastung zu schützen.

Abb. 21

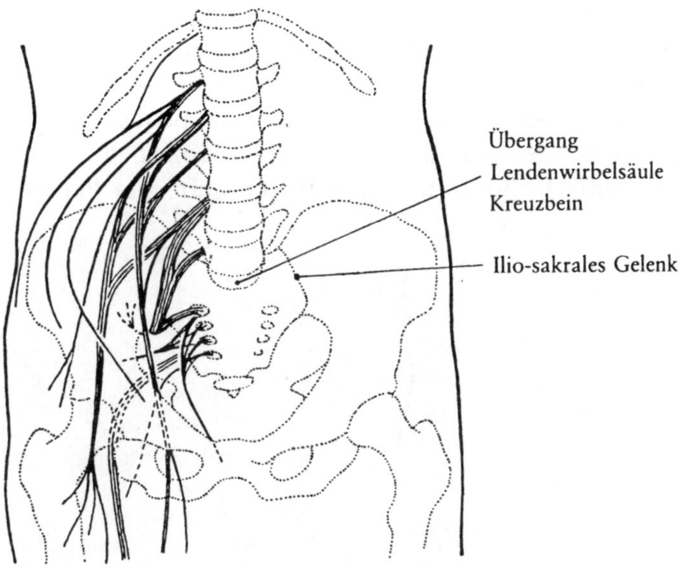

Die Körperhaltung im Sitzen

Im Sitzen ist die Wirbelsäule dann am wenigsten belastet, wenn der Rücken gerade ist und eine Linie mit dem Nacken bildet. Wird der Rücken gebeugt und der Kopf nach vorn geschoben, so werden die Nacken- und Rückenmuskeln sowie die Bandscheiben stark belastet.
Bei der optimalen Sitzhöhe können die Füße bequem am Boden stehen. Füße, Unterschenkel, Oberschenkel und Becken stehen im rechten Winkel zueinander. Dadurch können das Becken und die Wirbelsäule optimal aufgerichtet werden.
Erfordert die Tätigkeit ein Vorneigen des Oberkörpers, so soll darauf geachtet werden, daß Rücken und Nacken gerade bleiben und das Vorneigen durch Beugen in den Hüftgelenken durchgeführt wird. Der Arbeitstisch soll so hoch sein, daß man bei rechtwinkelig gebeugten Ellbogen die Unterarme bequem auflegen kann, ohne dabei den Rücken zu beugen oder die Schultern hochzuziehen.
Eine schräge Arbeitsfläche fördert zusätzlich die aufrechte Haltung des Rückens und Nackens.

a)

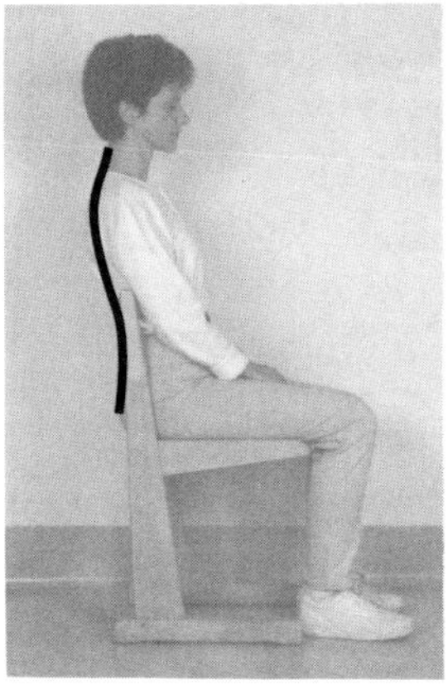

b)

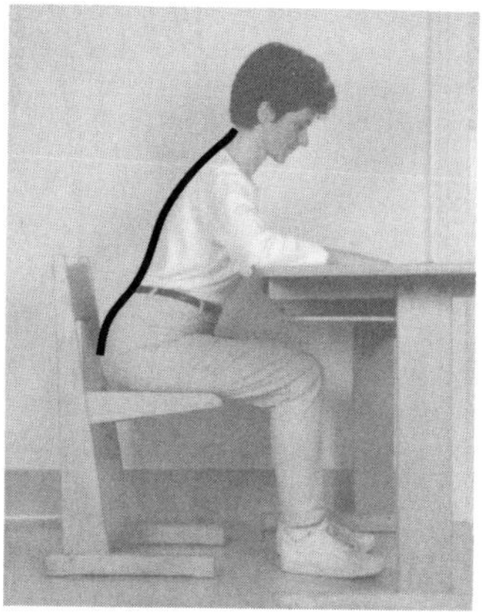

Abb. 22 *Richtige Sitzhaltung*

a)

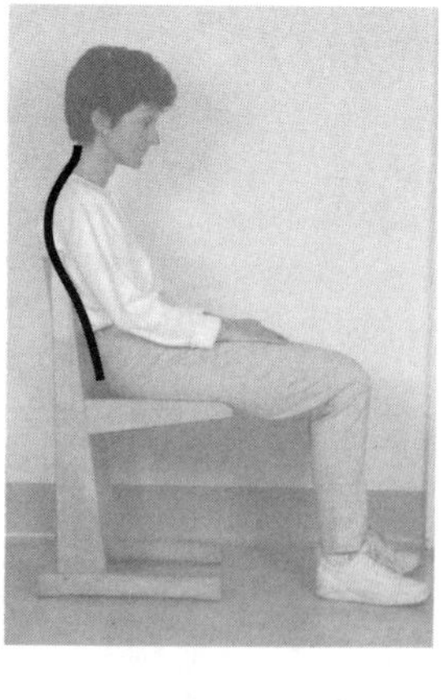

b)

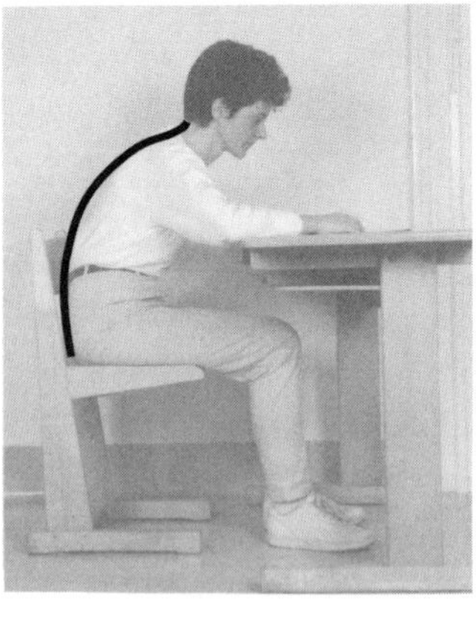

Abb. 23 *Falsche Sitzhaltung*

Eine leicht schräge Sitzfläche bietet eine gute Unterstützung für eine aufrechte Körperhaltung. Dabei ist die Neigung so, daß die Sitzfläche vorn etwas tiefer als hinten ist. Auf keinen Fall soll die Neigung umgekehrt, also nach hinten abgesenkt sein.
Eine gute Hilfe zur richtigen Sitzhaltung bietet ein *Keilkissen*. Seine schräge Fläche fördert die aufrechte Stellung des Beckens und der Wirbelsäule.
Das *Lendenkissen* ist eine hilfreiche Unterstützung für den Rücken. Dadurch wird das Becken aufgerichtet und die Wirbelsäule gut unterstützt.

Abb. 24

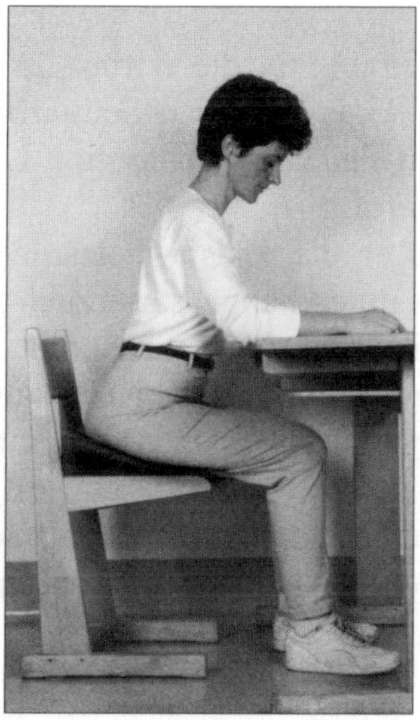

Keilkissen

Abb. 25

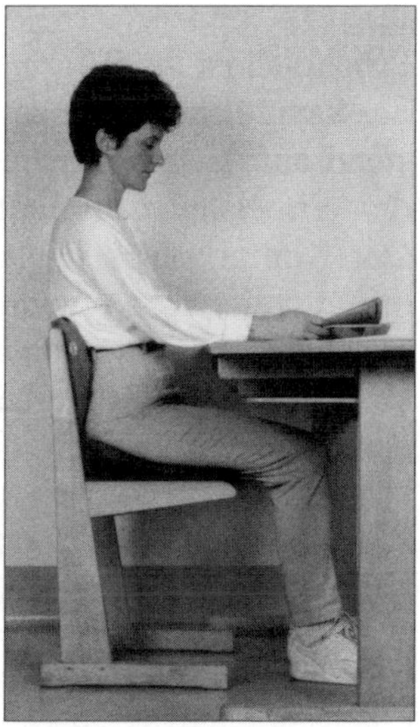

Lenden-kissen

Natürlich möchte man nicht immer aufrecht sitzen, sondern oftmals auch „bequem“. Versuchen wir also, bequem mit möglichst gesund zu kombinieren. Auch beim Fernsehen oder Lesen soll die Wirbelsäule nicht durch schlechte Sitzhaltung unnötig stark belastet werden. Man kann sich, zum Beispiel, für den Kopf und Nacken ein Kissen und/oder eine Nackenrolle nehmen, um die Halswirbelsäule zu entlasten. Der Rücken kann mit einem Polster oder Lendenkissen gestützt werden. Das wird nicht nur eine Entlastung für die Muskeln, Gelenke und Bandscheiben bringen, sondern auch eine gesunde, freie Atmung und eine gute Durchblutung der Organe fördern.

Positionen im Liegen

Treten Rückenbeschwerden besonders in der Früh auf und verringern sich die Schmerzen im Laufe des Tages, so sollte man unbedingt seine Schlafpositionen überprüfen.
Die Matratze soll nicht so hart sein, daß sie ein bequemes Liegen unmöglich macht und nicht so weich, daß der Rücken nach unten „durchhängt".

Rückenlage

Prinzipiell ist die Rückenlage eine günstige Lagerung für die Wirbelsäule.
Sie kann sich allerdings bei Problemen in der Hals- oder Lendenwirbelsäule belastend auf diese Bereiche auswirken. In diesem Fall bringt eine gute Unterstützung der Wirbelsäulenabschnitte eine große Erleichterung.
Der Kopfpolster soll nicht so hoch sein, daß er die Halswirbelsäule in Beugung bringt und nicht so niedrig, daß der Kopf nach unten hängt. Zusätzlich soll auch die Halswirbelsäule unterstützt werden. Es gibt Spezialkissen, die durch eine entsprechende Wölbung die ganze Halswirbelsäule gut unterstützen. Man kann aber auch eine Nackenrolle verwenden oder ein zusammengerolltes Handtuch unter den Nakken legen.
Zur Entlastung der Lendenwirbelsäule kann eine Rolle oder ein Kissen unter die Knie oder ein kleines Kissen unter die Lendenwirbelsäule gelegt werden.

Abb. 26

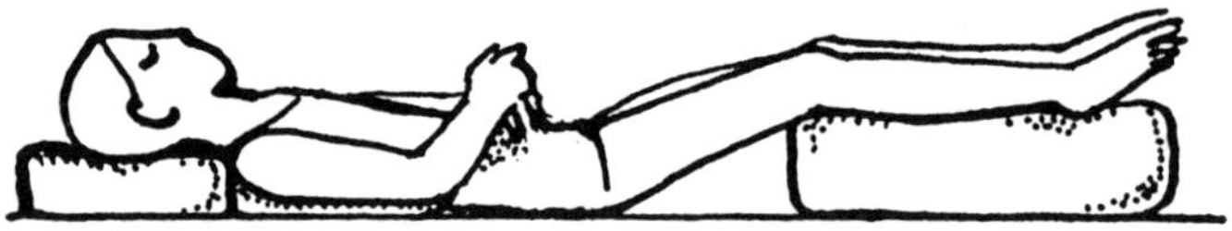

Seitenlage

Die Seitenlage ist meistens eine angenehme, entlastende Stellung für die Wirbelsäule. Der Polster soll so hoch sein, daß der Kopf weder nach unten hängt, noch nach oben gedrückt wird. Bei einem breiten Becken oder Schultergürtel kann ein kleines Kissen unterhalb der Taille eine Entlastung für die Wirbelsäule sein. Die Beine sollen gebeugt aufeinander liegen. Man kann auch das untere Bein gestreckt lassen und das obere Bein gebeugt auf ein Kissen legen.

Bauchlage

Die Bauchlage belastet die Hals- und Lendenwirbelsäule meist sehr stark. Eine Entlastung in dieser Position bietet ein großes weiches Kissen, das man unter den Bauch und den Brustkorb legt. Dadurch wird die Lendenwirbelsäule unterstützt und die Halswirbelsäule etwas entlastet.

Abb. 27

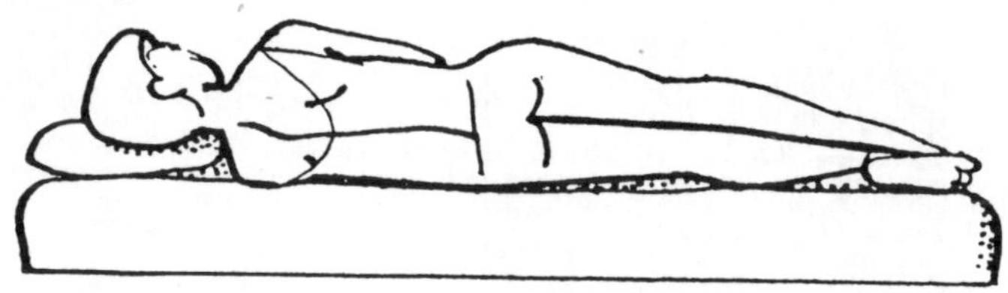

Abb. 28

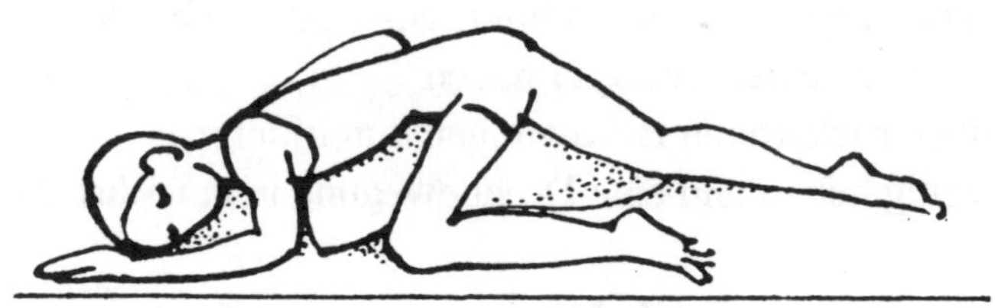

Abb. 29

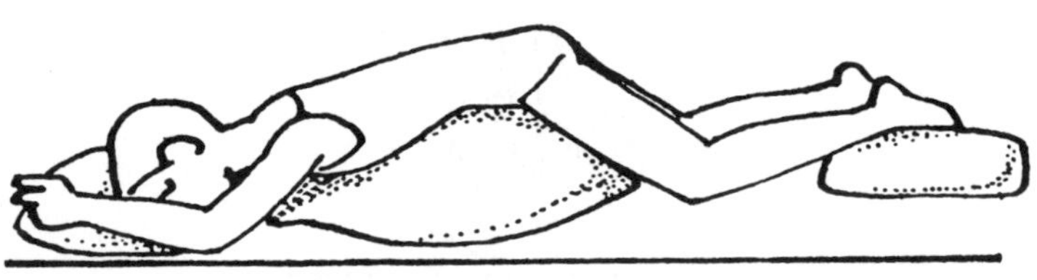

Bücken, Heben und Tragen

Falsches Bücken, Heben und Tragen gehört zu den Hauptursachen für Rückenschmerzen. Bei diesen Bewegungen soll man darauf achten, daß die Wirbelsäule so gut wie möglich stabilisiert wird und die Bewegungen in den Hüft- und Kniegelenken stattfinden, da die Wirbelgelenke und Bandscheiben bei einem gebeugten Oberkörper stark belastet werden.

Richtiges Vorbeugen

Die Wirbelsäule bleibt gerade und die Beugung erfolgt durch die Hüft- und Kniegelenke.

Abb. 30 *Richtig*

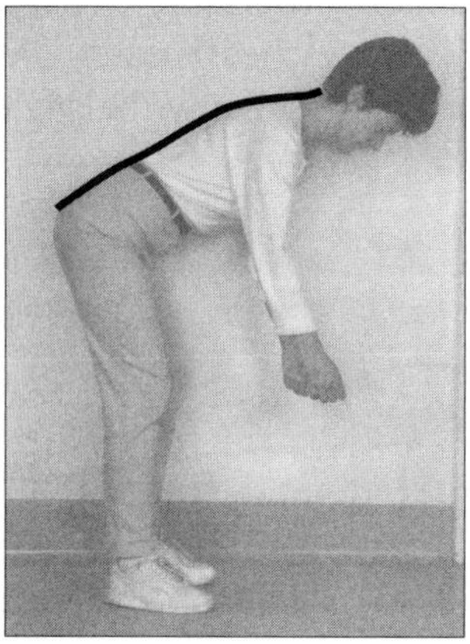

Abb. 31 *Falsch*

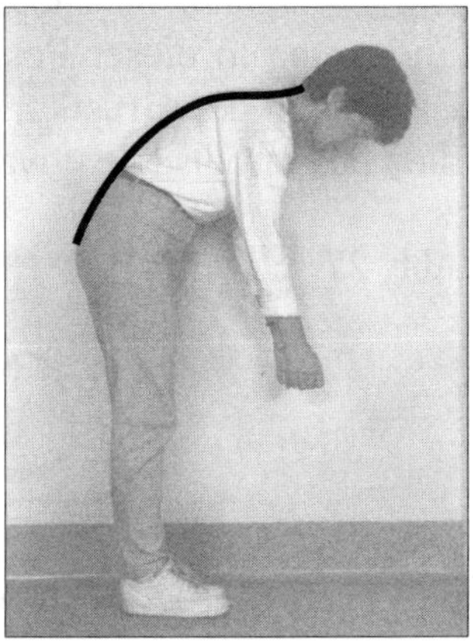

Richtiges Heben:

- die Wirbelsäule gerade halten und die Beugung von den Hüft- und Kniegelenken durchführen
- große Unterstützungsfläche durch breite Spur oder Schrittstellung
- den Gegenstand nahe beim Körper heben
- keine schnellen, ruckartigen Bewegungen durchführen
- nicht gleichzeitig heben und eine Drehbewegung in der Wirbelsäule machen

Abb. 32

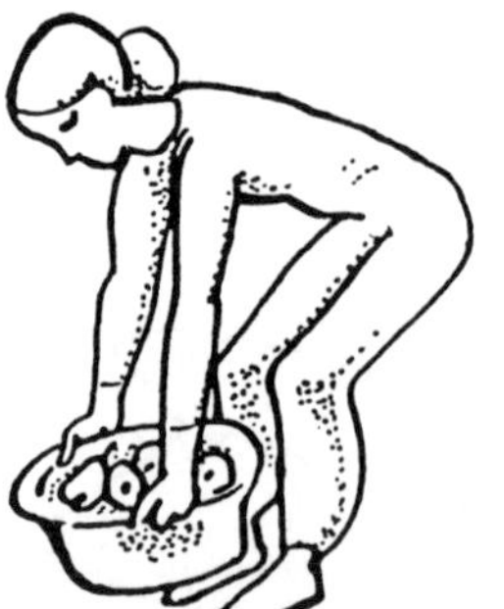

Richtiges Tragen:

- möglichst keine einseitige Belastung: besser zwei leichte, als eine schwere Tasche tragen
- Taschen eher hinter der Körpermittellinie tragen, damit die Wirbelsäule nicht in eine Beugung nach vorn gezogen wird.

Abb. 33

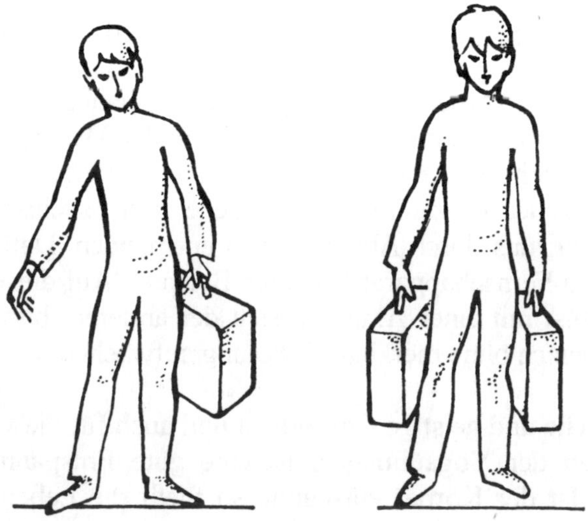

Sportliche Belastungen

Einseitige sportliche Aktivitäten können ebenfalls die Ursache für Rückenschmerzen sein. Man soll natürlich den Sport ausüben, der einem Spaß macht. Bei Beschwerden im Bereich der Wirbelsäule ist es aber empfehlenswert, rückenbelastende Sportarten zu vermeiden. Viele Menschen bewegen sich während der Woche sehr wenig und holen ihr Bewegungsbedürfnis am Wochenende durch übertriebene Sportausübung nach. Dabei kommt es häufig zu Überbelastungen der Wirbelsäule und der Gelenke. Das täglich durchgeführte Yoga-Übungsprogramm ist eine ausgezeichnete Vorbereitung auf sportliche Leistungen und ein Schutz gegen plötzliche Überbelastung.

Weitere Ursachen für Rückenschmerzen

Ursachen für Rückenschmerzen müssen nicht in einer Funktionsstörung der Wirbelsäule liegen. Wie schon erwähnt, können sich Fehlbelastungen von Gelenken, Erkrankungen der Organe oder psychische Überbelastungen durch Rücken- oder Nakkenschmerzen bemerkbar machen. In jedem Fall ist eine ärztliche Abklärung notwendig und empfehlenswert.

Theoretische Grundlagen zu den praktischen Übungen

Entspannungsübungen

Jede Yoga-Übungsstunde beginnt mit einer Entspannungsübung. Dafür nimmt man eine bequeme Rückenlage ein, löst sich gedanklich und gefühlsmäßig von allem, was einen den ganzen Tag über beschäftigt hat und versucht dann, seine ganze Aufmerksamkeit auf die körperliche und geistige Entspannung zu lenken. Das Erlernen der Entspannung ist nicht so einfach, wie es in der Theorie klingt. Nur wenige Menschen können sich heutzutage richtig entspannen. Mangelnde Entspannungsfähigkeit ist eine Ursache für zahlreiche physische und psychische Erkrankungen. Häufig versuchen wir, uns durch Ablenkung zu entspannen. Dafür ist das stundenlange Sitzen vor dem Fernsehapparat ein gutes Beispiel. Auf diese Weise beschäftigen wir unseren Geist mit einer Aktivität nach der anderen, bis wir erschöpft einschlafen, oft aber danach ohne merkbare Erholung aufwachen.

Für unsere körperliche und geistige Gesundheit und auch für die vollständige Entfaltung der Wirkungen der Yogaübungen, ist eine gute Entspannungsfähigkeit von großer Bedeutung. Ist der Körper entspannt, so fließt die Lebensenergie harmonischer durch den ganzen Körper; ist der Geist entspannt, so kann man seine volle Aufmerksamkeit besser auf den ganzen Körper lenken. Dadurch hat man die besten Voraussetzungen für die Durchführung der Yogaübungen geschaffen.

Auch zwischen den Yogaübungen und am Ende der Übungsstunde sollen kurze Entspannungspausen eingeschaltet werden, um dem Körper Zeit zu geben, auf die Übungen zu reagieren und um die Wirkungen der Übungen bewußt nachspüren zu können.

In den Übungsstufen werden verschiedene Arten der Entspannung angeboten. Eine Möglichkeit ist, daß man seine Aufmerksamkeit auf jeden einzelnen Körperteil richtet und diesen bewußt entspannt. Manchem wird es gar nicht so leicht fallen, sich in jeden Körperteil hineinzufühlen und den jeweiligen Spannungszustand wahrzunehmen. In diesem Fall ist es empfehlenswert, eine andere, ebenso wirkungsvolle Entspannungsmethode zu wählen, bei der man die Muskulatur eines Körperteiles fest anspannt und die Spannung anschließend bewußt löst. Eine maximal angespannte Muskulatur kann man besser wahrnehmen und ein Muskel kann sich, gemäß einer physiologischen Gesetzmäßigkeit, nach maximaler Anspannung leichter entspannen.

Während der Durchführung der Yogaübungen soll nur so viel Spannung im Körper sein, wie es für die jeweilige Bewegung oder Position erforderlich ist. Um das zu beherrschen, muß das Körpergefühl soweit geschult werden, daß man die Spannungszustände im Körper wahrnehmen und unnötige Spannungen bewußt lösen kann. Die feine Differenzierung der Körperspannungen und deren Beeinflussung kann durch Yoga erlernt werden. So erfordert zum Beispiel eine scheinbar einfache Übung wie das *Radfahren mit einem Bein* eine sehr differenzierte Körperwahrnehmung: Während ein Bein die Radfahrbewegung ausführt, sollen die anderen Körperteile ganz entspannt bleiben. Das ist speziell bei dem nichtübenden Bein nicht so einfach.

Die bei den Yogaübungen erlernte Entspannung spiegelt sich auch im Alltagsleben wider. Entspannung im Alltag heißt nicht, passiv zu sein – im Gegenteil, es ist ein konzentrierter, wacher Zustand. Man lernt, im Augenblick zu leben – mit allen seinen Gedanken und Gefühlen im Hier und Jetzt. Dadurch ist man stets mit der Gegenwart beschäftigt, und es bleibt weniger Zeit für spannungserzeugende, sorgenvolle Gedanken. Das ist meist leichter gesagt als im täglichen Leben verwirklicht. Doch diese Fähigkeit wird durch Yoga trainiert, indem jede Bewegung mit vollem Bewußtsein durchgeführt wird. Eine optimale Entspannungsfähigkeit ist dann erreicht, wenn der Grad der Spannung und Entspannung weitgehend unserem Willen unterliegt.

Bei Rückenschmerzen kommt der Entspannung eine bedeutende Rolle zu, weil durch Schmerzen die allgemeine körperliche und psychische Anspannung steigt. Erhöhte Spannung steigert wiederum die Schmerzen. Daher sind die Entspannungsübungen sehr wichtig, um diesen „Teufelskreis“ zu unterbrechen. Außerdem manifestieren sich zahlreiche psychische Probleme in erhöhten Muskelspannungen im Bereich des Rückens, die zu Beschwerden führen.

Durch die Durchführung der Yoga-Übungsstufen werden sich die Entspannungsfähigkeit und damit das allgemeine Wohlbefinden, der Schlaf und die Leistungsfähigkeit schon nach wenigen Wochen verbessern.

Atemübungen

Eine gesunde, entspannte und ausreichend tiefe Atmung spielt eine wesentliche Rolle für unsere Gesundheit und unser physisches und psychisches Wohlbefinden. Die Atmung sorgt für die Anreicherung des Blutes mit Sauerstoff und Nährstoffen, die über den Blutkreislauf und das Lymphsystem zu den Körperzellen gelangen. Die Atmung sorgt aber auch für die Reinigung des Körpers von Giftstoffen, die aus den Körperzellen über den Blutkreislauf und das Lymphsystem ausgeschieden werden. Da die Atmung eine antreibende Kraft für das Kreislauf- und Lymphsystem ist und damit einen großen Einfluß auf die Stoffwechselfunktion im Körper hat, ist die Qualität der Atmung entscheidend für unsere körperliche und geistige Gesundheit und unsere Leistungsfähigkeit.
Die Atmung paßt sich durch eine Veränderung des Rhythmus, des Tempos und der Tiefe automatisch an den Sauerstoffbedarf des Körpers an. So atmen wir bei erhöhter körperlicher Anstrengung rascher, bei Entspannung oder im Schlaf langsam und tief. Streß- oder Angstsituationen bewirken eine Erhöhung der Körperspannung, eine Steigerung der Pulsfrequenz und eine raschere und flachere Atmung. Diese Reaktion ist notwendig, um Belastungssituationen bewältigen zu können. Wichtig ist dabei, daß sich nach dieser Phase der erhöhten Energiebereitstellung des Körpers wieder eine Phase der Entspannung einstellt, in der sich Körper und Geist vollständig erholen können. Heutzutage leben die meisten Menschen aber im „Dauerstreß". Die hohen Leistungen, die kaum durch Erholungspausen unterbrochen werden, führen neben den körperlichen und psychischen Spannungen zu einer flachen, raschen Atmung, die dem Körper ständig das Signal gibt, sich auf eine Streßsituation einzustellen. Es entsteht ein „Teufelskreis": Die rasche, flache Atmung erhöht die körperliche und psychische Anspannung, Verspannungen beschleunigen wiederum die Atmung.
Die Atmung wird auch durch eine schlechte Körperhaltung beeinflußt. Ein runder Rücken hat eine Verengung des Brustraumes und dadurch eine Abflachung der Atmung zur Folge. Menschen mit Rückenbeschwerden haben fast immer eine zu flache Atmung.
Zum Glück können wir unsere Atmung aber willentlich beeinflussen. Durch Entspannungs- und Körperübungen sowie durch eine Aufrichtung der Körperhaltung wird die Atmung langsamer, entspannter und tiefer. Es ist aber auch sehr wichtig, daß wir uns unseres Atems bewußt werden, um auf schlechte Atemgewohnheiten während des Tages oder bei bestimmten Situationen Einfluß nehmen zu können. Einige bewußt durchgeführte, tiefe Atemzüge während Streßsituationen können uns helfen, diese leichter zu bewältigen. Manchmal reagiert der Körper automatisch auf diese Weise, indem wir uns durch Seufzen Erleichterung verschaffen. Ansonsten ist aber der Ratschlag: „Atme tief durch, bevor Du Dich mit einer schwierigen Situation auseinandersetzt" mehr als nur eine Redewendung.

Nur sehr wenige Menschen atmen richtig und gesund, und ebenso wenige Menschen sind sich über den großen Einfluß der Atmung auf die physische und psychische Gesundheit klar.
Bei den Yogaübungen spielt die Atmung eine wichtige Rolle. Deshalb wird zu Beginn der Übungen die Aufmerksamkeit auf den Atemvorgang gelegt. Ebenso werden die Yogaübungen stets mit der Atmung koordiniert, da sie sich gegenseitig sehr positiv beeinflussen können. Die Atmung wird durch Yogaübungen vertieft: Bewegungen oder Positionen, bei denen es zu einer Verschmälerung des Bauch- und Brustraumes kommt, vertiefen die Ausatmung; jene, die den Bauch- und Brustraum dehnen, fördern eine tiefe Einatmung. Außerdem wird der Atemstrom vermehrt in die Brustkorbabschnitte gelenkt, die durch die Yogaübung gedehnt werden. Eine gute Atmung verbessert wiederum die Qualität der Bewegung.

Ein Atemzug

Ein Atemzug besteht aus drei Atemphasen: *Einatmung – Ausatmung – Atempause*.

<u>Die Einatmung</u>
Die Einatmung soll durch die Nase erfolgen, weil die Nase die wichtige Funktion der Lufterwärmung, -befeuchtung und -reinigung hat.
Die Einatmung ist der aktive Teil der Atmung. Sie geschieht durch Anspannung der Atemmuskulatur (Zwerchfell, Zwischenrippenmuskeln und teilweise Halsmuskulatur). Einatmen ist mit Öffnen und Weiterwerden verbunden. Deshalb wird bei den Übungen oft jener Übungsteil, der mit einer Dehnung des Bauch- und Brustraumes verbunden ist, mit der Einatmung kombiniert.

Abb. 34

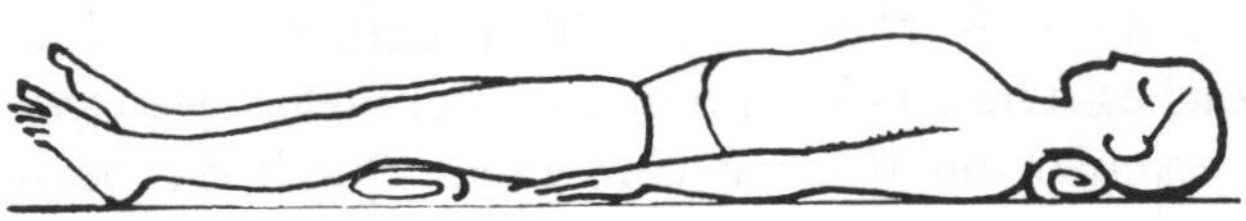

<u>Die Ausatmung</u>
Die Ausatmung erfolgt normalerweise durch die Nase, manchmal auch, bei forcierter Ausatmung, durch den Mund. Die Ausatmung ist der passive Teil der Atmung – es kommt zu einer Entspannung der Atemmuskulatur. Das Ausatmen ist mit dem Schmälerwerden des Brust- und Bauchraumes verbunden. Deshalb wird der Teil einer Übung, bei dem der Brustkorb und der Bauchraum enger werden, mit der

Ausatmung verbunden. Bei einer entspannten Atmung dauert die Ausatmung ungefähr doppelt so lange wie die Einatmung.

Abb. 35

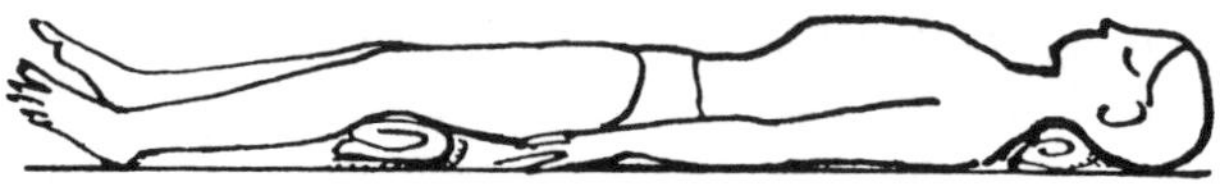

Die Atempause

Die Ausatmung mündet in eine kurze Atempause, die so lange dauert, bis der Impuls zur nächsten Einatmung von selbst entsteht. In dieser Atempause kann sich die Atemmuskulatur vollkommen entspannen, daher ist sie sehr wichtig.

Bei körperlicher Aktivität wird die Ein- und Ausatmung rascher und die Atempause kürzer.

Je nachdem, wo der Atemstrom hauptsächlich hingelenkt wird, kann man eine Bauch-, Rücken-, Brustkorb- und Schlüsselbeinatmung unterscheiden.

Die Bauch- und Rückenatmung

Bei dieser Atmung wird der Atemstrom in die unteren Abschnitte der Lungen gelenkt. Bei der Einatmung spannt sich das Zwerchfell an und bewegt sich dadurch in Richtung Bauchraum - der Bauch wölbt sich nach vorn und der untere Teil des Rückens nach hinten.

Bei der Ausatmung entspannt sich das Zwerchfell und wölbt sich wieder wie eine Kuppel in den Brustraum.

Die Atembewegungen in den Rücken sind nicht so deutlich wahrnehmbar wie die Bewegungen des Bauches. Die Rückenatmung ist bei vielen Menschen beeinträchtigt, besonders bei Personen mit Rückenschmerzen. Durch die bewußte Lenkung der Atmung in den Rücken können jedoch schmerzhafte Verspannungen im Bereich der Lendenwirbelsäule gelöst werden.

Diese Atemform ist tief und langsam, so daß die Lungen gut belüftet werden. Daher soll diese Atmung stets angestrebt werden.

Abb. 36

Einatmung

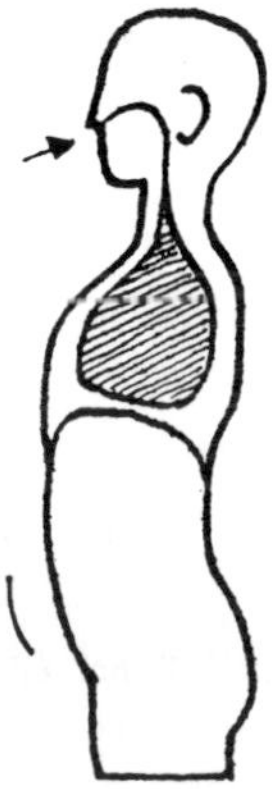

Ausatmung

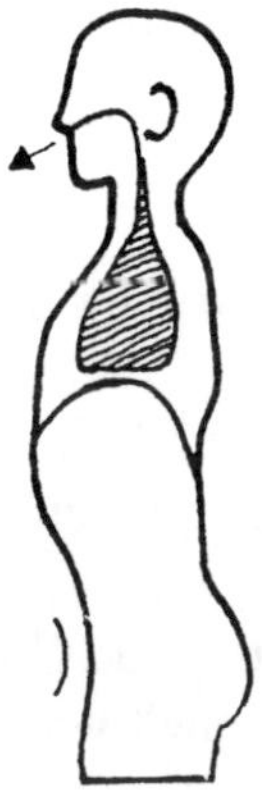

Die Brustatmung
Bei dieser Atmung wird der Atemstrom in die mittleren Teile des Brustkorbes gelenkt. Der Brustkorb dehnt sich, wobei die Rippen angehoben werden. Die Atemform kommt bei sehr vielen Menschen vor, besonders bei Personen mit einer schlechten Körperhaltung. Sie ist flacher als die Bauchatmung und es kommt dadurch zu einer Beeinträchtigung der Stoffwechselfunktion.

Abb. 37

Einatmung

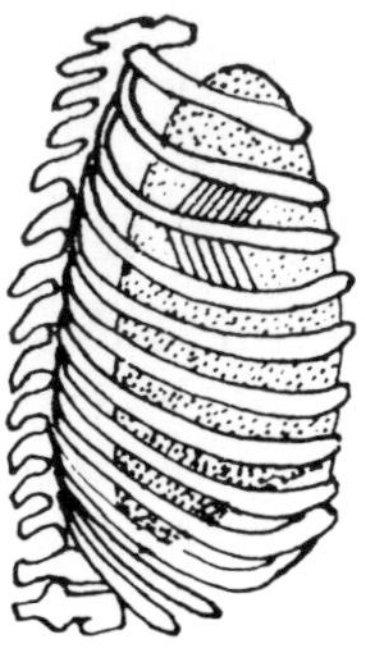

Ausatmung

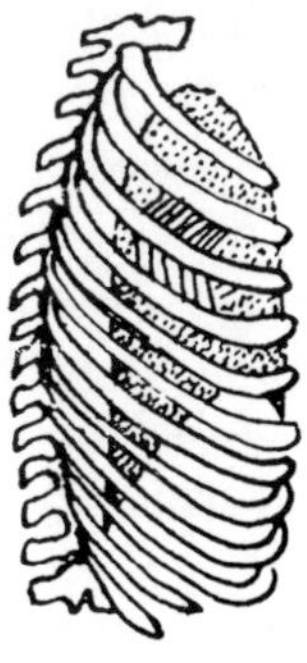

Die Schlüsselbeinatmung
Die Atemluft wird in die oberen Abschnitte des Brustkorbes gelenkt. Die Schlüsselbeine und die oberen Rippen bewegen sich bei der Einatmung nach oben und senken sich bei der Ausatmung wieder. Diese Atmung ist sehr flach. Durch das rasche, kurze Atmen kommt es zu einer mangelhaften Stoffwechselfunktion. Diese Atemform entsteht in Atemnotsituationen oder bei starker psychischer Belastung.

Bei einer gesunden Atmung kommen alle drei Atmungsarten vor:

– bei der *Einatmung* dehnen sich der Bauch- und der Brustraum
– bei der *Ausatmung* werden der Brust- und der Bauchraum wieder schmäler.

Die Bauch-, Brust- und Schlüsselbeinatmung soll nahtlos ineinander übergehen und zu einer „Atemwelle“ verschmelzen.

Diese Atmung wird in Yoga geübt und als **Yoga-Vollatmung** bezeichnet.

Körperübungen

Yoga-Körperübungen und Yogapositionen werden *Asanas* genannt. Vor mehreren tausend Jahren haben Yogis durch Beobachtung des Verhaltens von Tieren und Pflanzen sowie durch Selbsterfahrung Positionen und Bewegungen gefunden, die für die Gesundheit besonders förderlich und hilfreich sind. Für dieses Buch sind jene Asanas ausgewählt und zusammengestellt worden, die der Verbesserung der Körperhaltung dienen, Fehlhaltungen vorbeugen und schlechten Bewegungs- und Haltungsgewohnheiten und den damit verbundenen Rückenschmerzen entgegenwirken.

Die Asanas jeder Übungsstufe haben folgende Wirkungen:

* Wiederherstellung des muskulären Gleichgewichtes, indem geschwächte Muskeln gestärkt und verspannte, verkürzte Muskeln entspannt und gedehnt werden.
* Verbesserung der Körperhaltung durch die Schulung des Körperbewußtseins und durch stabilisierende Übungen für die Wirbelsäule, die Beine und die Füße.
* Abbau von schädlichen Bewegungsgewohnheiten durch eine Verbesserung der Beweglichkeit der Wirbelsäule und der Gelenke und durch eine Steigerung der Muskelkraft und -ausdauer.
* Vertiefung und Harmonisierung der Atmung durch die Koordinierung der Bewegungen mit dem Atemrhythmus.
* Verbesserung der Organfunktionen, die durch eine schlechte Haltung beeinträchtigt wurden.
* Steigerung des Selbstbewußtseins durch eine bessere Körperbeherrschung und Körperhaltung.
* Erlernung einer guten Entspannungsfähigkeit, die vor, zwischen und nach den Asanas stets geübt wird.
* Verbesserung der Herz-Kreislauffunktion, der Durchblutung und dadurch der gesamten Körperkondition.
* Förderung der Konzentration durch die ausgleichenden Wirkungen der Asanas auf Körper und Geist.

Pranayam

Prana bedeutet Lebensenergie. *Pranayam* wirkt regulierend, reinigend und harmonisierend auf die Atmung und die *Nadis* (Nervenbahnen und Gefäße). Dadurch wird Prana aktiviert und zum Fließen gebracht.
Pranayam soll im Anschluß an die Asanas geübt werden. Wurden durch die vorangegangenen Übungen körperliche und geistige Spannungen ausgeglichen, so vertieft das Üben von Pranayam das Gefühl von innerer Ruhe und Harmonie noch erheblich.

Wirkungen von Pranayam:

* Reinigung und Gesunderhaltung der Atmungsorgane
* Verbesserung der Atemkapazität
* Förderung der Stoffwechselfunktion sowie der Entschlackung des Körpers von Giftstoffen
* Beruhigung des Geistes
* Stabilisierung und Harmonisierung des Nervensystems
* Linderung von Kopfschmerzen
* Erweckung und Harmonisierung der Energiezentren im Körper
* Beruhigung der Gedanken und Förderung der Konzentration
* Lösen von körperlichen und psychischen Blockaden

Ratschläge für die richtige Durchführung der Übungsstufen

* Für jede Übungsstufe benötigst Du 30-40 Minuten Übungszeit. Versuche, Dir täglich diese Zeit für Deine Übungen zu nehmen. Baue die Übungsstunde in Dein Tagesprogramm so ein, daß Du genügend Ruhe dafür hast. Empfehlenswert ist der frühe Morgen, noch bevor die Alltagsarbeit beginnt. Die morgendlichen Yogaübungen lösen Verspannungen, die sich während des Schlafens gebildet haben. Sie regen den Kreislauf an und sind eine gute Voraussetzung für eine gesunde Körperhaltung während des Tages. Die Übungen sind aber auch sehr hilfreich nach der Arbeit oder vor dem Schlafengehen. Sie befreien Dich von den Anspannungen des ganzen Tages und fördern einen gesunden, tiefen Schlaf. Wichtig ist, daß Du Deine Übungen täglich durchführst.
* Nimm vor den Übungen eine Dusche, das fördert die Durchblutung des ganzen Körpers. (Entweder eine warme Dusche oder eine Wechseldusche, wobei man mit warmem Wasser beginnt, dann mit kaltem Wasser fortsetzt, noch einmal warm duscht und mit kalter Dusche abschließt.)
* Führe die Übungen möglichst an einem Ort durch, wo Du Dich wohl fühlst und nicht gestört wirst. Sorge für frische Luft und eine angenehme Raumtemperatur.
* Nimm Dir als Unterlage eine Übungsmatte oder eine dickere Decke.
* Übe nicht mit vollem Magen.
* Wenn es Dir angenehm ist, so lasse im Hintergrund entspannende Musik zu Deinen Übungen laufen.
* Laß Dir bei der Durchführung der Übungen Zeit. Übe ohne Ehrgeiz. Allein die Qualität der Durchführung ist wichtig, nicht die Quantität der durchgeführten Übungen. Es macht also auch nichts, wenn Du das Übungsprogramm nicht fertig üben kannst.
* Habe Geduld und erwarte nicht, daß sich alle Erfolge sofort einstellen. Der Körper braucht Zeit, um zu lernen und sich umzustellen. Du wirst merken, daß Dir schon nach einer Übungswoche die Übungen viel leichter fallen als zu Beginn. Bedenkst Du die Zeit der jahrelangen Fehlhaltungen und -bewegungen, so wird Dir die Zeit der Wiederherstellung des muskulären Gleichgewichts und der Beweglichkeit sehr kurz erscheinen.
* Führe eine Übungsstufe 1-2 Wochen durch. Hast Du alle Übungsstufen durchgeführt, so kannst Du täglich eine andere Stufe üben oder Dir die Übungen heraussuchen, die für Dich besonders hilfreich sind.
* Keine Übung darf Schmerzen verursachen. Besprich mit Deinem Arzt oder Therapeuten, ob Du in diesem Fall die Bewegung kleiner machen, nur mental durchführen oder ob Du sie ganz weglassen sollst. Die mentale Durchführung einer Übung ist manchmal sehr hilfreich. Man kann die Bewegung entweder nur teilweise – soweit die Schmerzen es zulassen – durchführen und die Übung in der Vorstellung vervollständigen, oder man stellt sich die ganze Bewegung rein gedanklich vor. Nicht selten gelingen Bewegungen, zu denen man sich absolut

nicht fähig fühlte, mit Hilfe der mentalen Bewegungsbereitschaft und Vorstellung.
Führe auch zwischendurch untertags einige entspannende Atem- und Körperübungen durch, damit sich keine Verspannungen ansammeln und Du neue Energie schöpfen kannst. Dazu eignen sich besonders Übungen aus dem Übungsprogramm im Sitzen.

Übungsprogramm für die ersten 2 Monate nach akuten Wirbelsäulenbeschwerden und nach Operationen

Übung 1

Ausgangsstellung:
Rückenlage. Beide Beine sind angebeugt und die Fußsohlen stehen bequem und etwas auseinander auf dem Boden. Die Spitze des Hinterkopfes ist leicht nach oben gezogen, so daß der Nacken lang ist. Bei Bedarf können Kopf und Nacken mit einem Polster unterstützt werden.

Beachte:
Falls dadurch der Nacken zu wenig unterstützt wird, kannst Du auch den Kopf mit einem Polster und den Nacken mit einem zusammengerollten Handtuch unterstützen. Die Unterstützung darf nicht zu hoch sein, so daß der Kopf nach oben gedrückt wird (= Beugung der oberen Halswirbelgelenke). Sie darf auch nicht zu niedrig sein, so daß der Kopf nach unten hängt (= Streckung der oberen Halswirbelgelenke) oder der Nacken zu wenig Unterstützung findet.

Lege beide Hände entspannt auf den Bauch und fühle die Bewegung der Bauchdekke, die durch die Atmung verursacht wird:
- *Einatmend* hebt sich die Bauchdecke;
- *Ausatmend* sinkt die Bauchdecke entspannt nach unten;
- Anschließend folgt eine *Atempause*, bis der Impuls zur nächsten Einatmung von selbst wieder kommt.

Die Ausatmung dauert ungefähr doppelt so lange wie die Einatmung.

Beobachte nur den Atem und erzwinge nicht den Atemrhythmus. Durch zunehmende Entspannung wird sich der natürliche Atemrhythmus von selbst einstellen.

Abb. 38

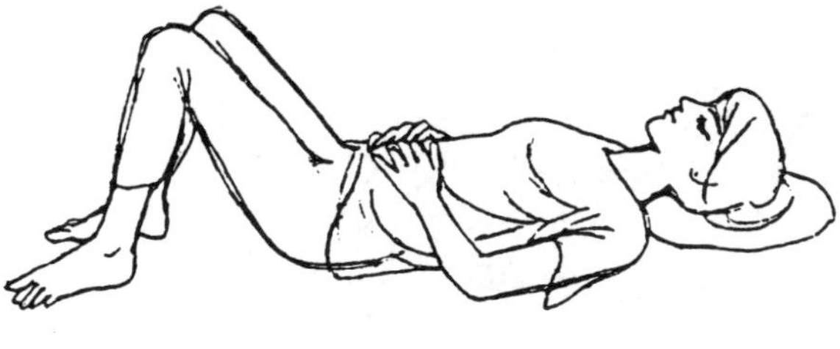

Gut für:
Fördert die Bauchatmung. Wirkt entspannend auf Körper und Geist.

Übung 2

Ausgangsstellung:
Rückenlage. Die Beine sind aufgestellt und der Nacken ist langgestreckt. Bei Bedarf sind Kopf und Nacken unterlagert.
Die Arme sind so verschränkt, daß eine Hand jeweils den gegenüberliegenden Ellbogen umfaßt.

Variation a)

Einatmend hebe die Arme über den Kopf bis zum Boden.
Ausatmend bewege die Arme wieder langsam zum Brustkorb.
5-mal im Atemrhythmus.

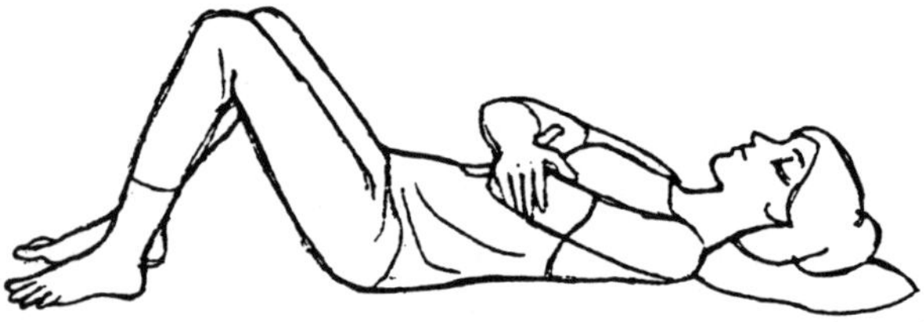

Abb. 39

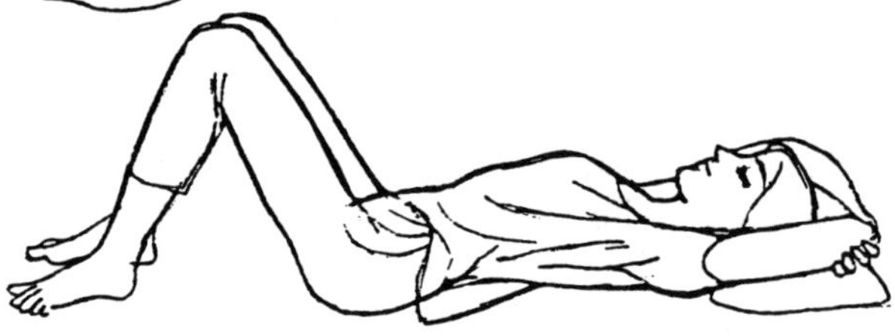

Variation b)

Einatmend hebe die Arme bis zur Senkrechten.
Ausatmend bewege die Arme nach links, wobei die linke Hand den rechten Ellbogen möglichst weit nach links zieht.
Einatmend bewege die Arme zur Mitte.
Ausatmend bewege die Arme möglichst weit nach rechts.
5-mal im Atemrhythmus.

Abb. 40

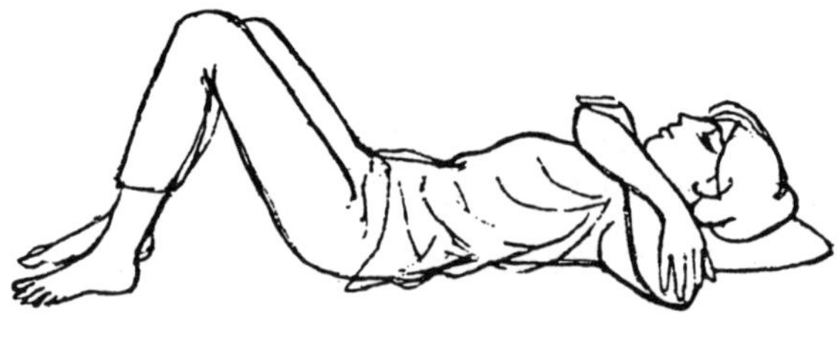

Variation c)

Führe mit den verschränkten Armen möglichst große horizontale Kreise durch, wobei der *Halbkreis nach oben mit der Einatmung*, der *Halbkreis nach unten mit der Ausatmung* verbunden ist.
5 Kreise in eine Richtung und 5 weitere Kreise in die Gegenrichtung.

Abb. 41

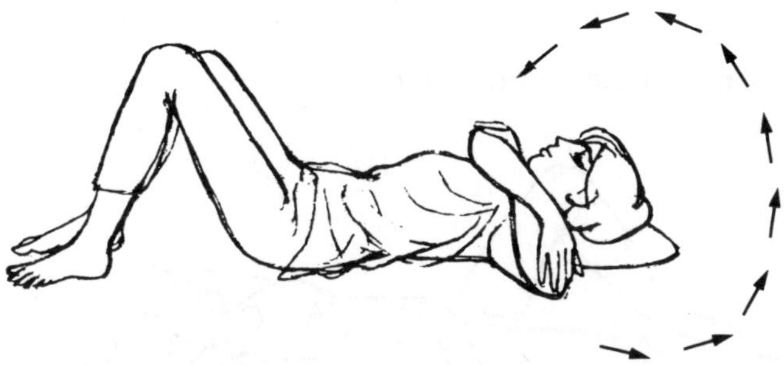

Gut für:
Entspannt den Schultergürtel- und Nackenbereich. Fördert die Beweglichkeit der Schultern und Rippen. Wirkt vertiefend auf die Atmung.

Übung 3

Ausgangsstellung:
Rückenlage. Das rechte Bein ist aufgestellt. Das linke Bein liegt gestreckt am Boden.
Der linke Arm liegt gestreckt neben dem Kopf am Boden.

Einatmend hebe den linken Vorfuß nach oben und schiebe die linke Ferse weit von der Körpermitte weg. Gleichzeitig ziehe den linken Arm in Gegenrichtung, so daß die linke Körperseite eine angenehme Dehnung erfährt.
Ausatmend löse langsam die Dehnung wieder.
5-mal im Atemrhythmus.
Wiederhole die Übung auf der rechten Seite.

Abb. 42

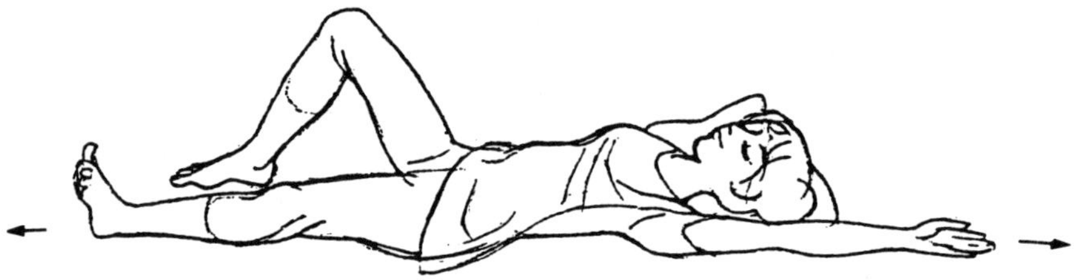

Anschließend führe die Dehnung diagonal durch:
Bewege 5-mal im Atemrhythmus *linke Ferse* und *rechte Hand* voneinander weg.
Das rechte Bein bleibt dabei wieder aufgestellt.

Dann bewege 5-mal im Atemrhythmus rechte Ferse und linke Hand voneinander weg.
Das linke Bein bleibt dabei aufgestellt.

Abb. 43

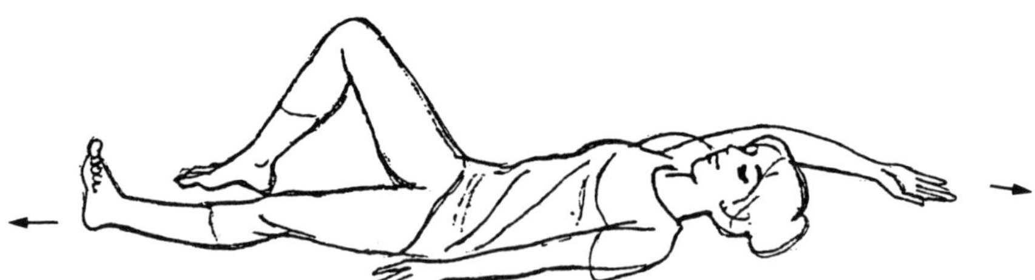

Gut für:
Löst Spannungen und Blockaden. Vertieft die Atmung. Wirkt harmonisierend auf den Körper.

Übung 4

Ausgangsstellung:
Rückenlage. Die Beine sind aufgestellt und hüftbreit auseinander. Die Arme liegen neben dem Körper mit den Handflächen nach oben gerichtet. Bei Bedarf sind Kopf und Nacken unterstützt.

Variation a)

Einatmend hebe die linke Fußspitze hoch und drücke die linke Ferse und den ganzen rechten Arm (bis zur Schulter) gegen die Unterlage. Gleichzeitig bewege die Spitze des Kopfes nach oben.
Ausatmend löse langsam die Spannung.
5-mal im Atemrhythmus.
Führe 5 weitere Male die Spannungsübung mit dem linken Arm und der rechten Ferse durch.

Beachte:
Steigere langsam den Druck gegen die Unterlage, bis Du am Höhepunkt der Einatmung Deine maximal mögliche Muskelspannung erreicht hast. Löse langsam die Spannung mit der Ausatmung, bis alle Muskeln am Ende der Ausatmung vollkommen entspannt sind. Warte dann die Atempause ab, bevor Du mit der Übung fortsetzt.

Abb. 44

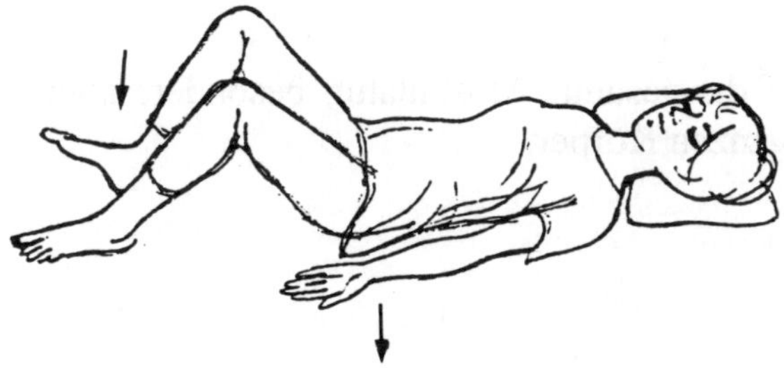

Variation b)

Hebe nun beide Fußspitzen vom Boden.
Einatmend drücke beide Fersen und beide Arme gegen den Boden. Gleichzeitig ziehe wieder die Spitze des Hinterkopfes sanft nach oben, so daß der Nacken lang wird.
Ausatmend löse langsam die Spannung.
5-mal im Atemrhythmus.

Mache danach einige tiefe Atemzüge und entspanne Deinen Körper in der Position, die Dir angenehm ist.

Abb. 45

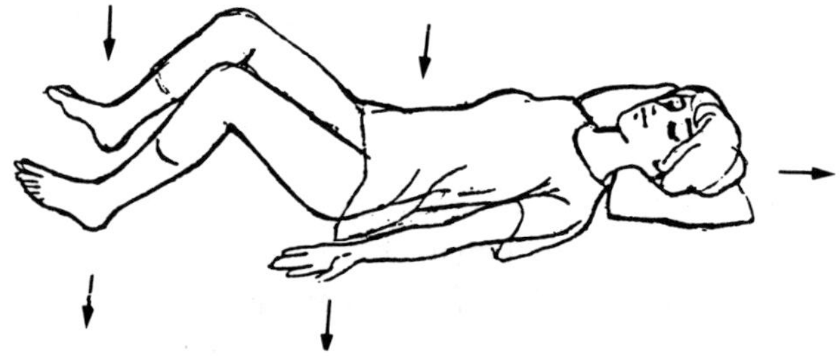

Gut für:
Wirkt kräftigend auf die gesamte Muskulatur, besonders aber auf die Rückenmuskeln. Aktiviert den ganzen Körper.

Übung 5

Ausgangsstellung:
Rückenlage. Die Beine sind aufgestellt und hüftbreit auseinander. Die Arme liegen neben dem Körper mit den Handflächen nach oben gerichtet. Kopf und Nacken können wieder unterstützt werden.

Atme tief in den Bauch ein.
Ausatmend hebe das rechte Bein gebeugt vom Boden und drücke mit der linken Hand gegen das rechte Knie. Der linke Arm ist dabei gestreckt und die linke Schulter bewegt sich vom linken Ohr weg. Der Blick ist auf das rechte Knie gerichtet. Der Kopf muß dabei nicht von der Unterlage gehoben werden.
Gleichzeitig drücken der linke Fuß und der rechte Arm gegen den Boden.
Einatmend kehre in die Ausgangsstellung zurück.
5-mal im Atemrhythmus.
Wiederhole die Übung auf der anderen Seite, so daß die rechte Hand gegen das linke Knie drückt.

Entspanne Dich anschließend und spüre die Wirkung der Übungen nach.

Abb. 46

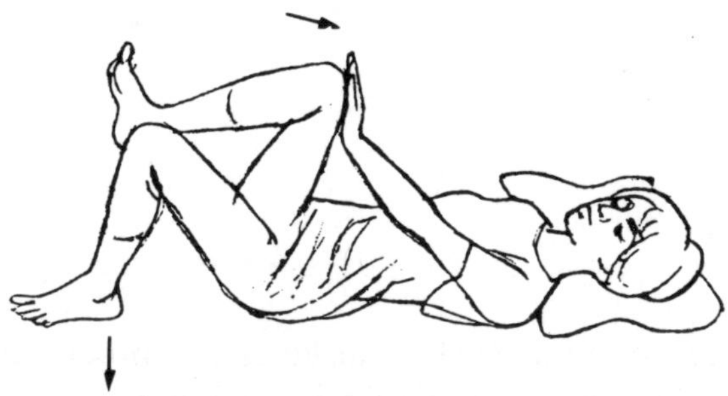

Gut für:
Kräftigt besonders die schräge Bauchmuskulatur, aber auch die Rücken- und Beinmuskeln.

Übung 6

Ausgangsstellung:
Rückenlage. Die Beine sind aufgestellt und hüftbreit auseinander. Knie und Fußspitzen weisen nach vorn. Der Nacken ist langgestreckt. Eventuell sind Kopf und Nacken unterstützt. Die Arme liegen neben dem Körper mit den Handflächen nach unten gerichtet.

Einatmend hebe das Becken und den Rücken hoch.
Spanne dabei bewußt die Gesäß- und Beckenbodenmuskeln an.
Ausatmend senke Rücken und Becken langsam wieder.
5-mal im Atemrhythmus.

Abb. 47

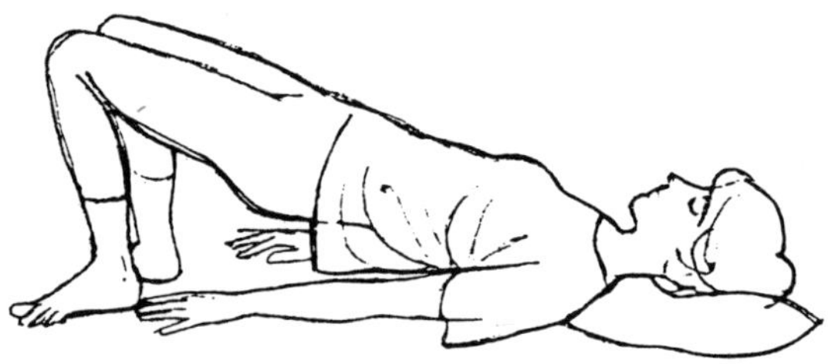

Gut für:
Kräftigt die Bein-, Becken- und Rückenmuskulatur. Fördert die Streckung der Hüftgelenke und wirkt korrigierend auf die Beckenstellung.

Übung 7

Variation a)

Ausgangsstellung:
Rückenlage. Die Beine sind aufgestellt. Kopf und Nacken sind bei Bedarf unterstützt.

Einatmend das rechte Bein anheben und das rechte Knie mit den Händen umfassen.
Ausatmend das Knie vorsichtig in Richtung Brustbein ziehen.
5 Atemzüge halten und das Bein mit jeder Ausatmung etwas weiter hinaufziehen.
Wiederhole die Übung mit dem anderen Bein.

Beachte:
Während Du das Bein nach oben ziehst, hebe nicht die Schultern zu den Ohren.

Abb. 48

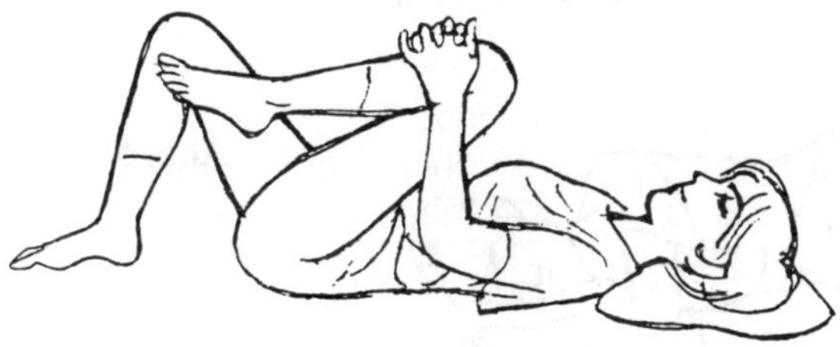

Variation b)

Beuge beide Beine an und halte die Knie mit den Händen.
Rolle Dich vorsichtig nach rechts und links, so weit es beschwerdefrei möglich und für Dich angenehm ist.
5-mal auf jede Seite.

Abb. 49

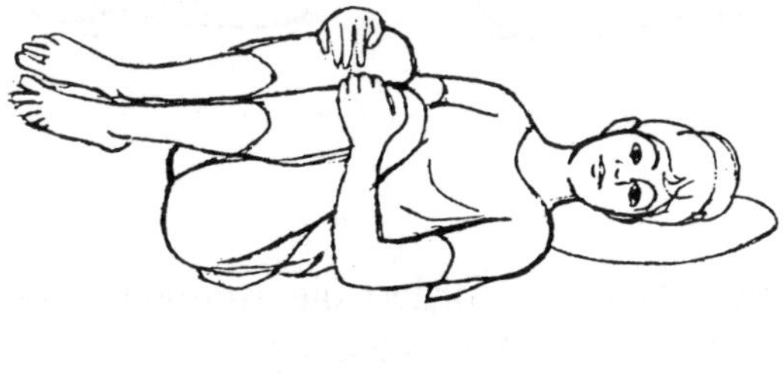

Gut für:
Dehnt die Muskulatur im Bereich der Lendenwirbelsäule und die hinteren Hüftmuskeln. Entspannt den Bereich der Iliosakralgelenke (= Gelenk zwischen Kreuzbein und Becken – siehe Kapitel über Anatomie). Unterstützt eine gesunde Verdauung. Durchblutet und entspannt den ganzen Rücken und fördert die Nierentätigkeit.

Übung 8

Ausgangsstellung:
Seitenlage. Kopf und Nacken sind von einem Polster unterstützt, so daß die Halswirbelsäule in einer Linie mit der Brust- und Lendenwirbelsäule ist. Die Beine liegen in Hüft- und Kniegelenken rechtwinkelig gebeugt aufeinander. Auch die Arme liegen in Schulter- und Ellbogengelenken rechtwinkelig gebeugt vor dem Körper aufeinander.

Einatmend strecke das obere Bein aus, so daß es eine Linie mit dem Rücken bildet. Ziehe die Fußspitze dabei hoch und schiebe die Ferse weit von der Körpermitte weg.
Gleichzeitig strecke den oberen Arm über den Kopf. Die Handfläche weist in Richtung Boden.
Ausatmend lege das Bein und den Arm wieder zurück.
5-mal im Atemrhythmus.
Führe die Übung dann auf der anderen Seite durch.

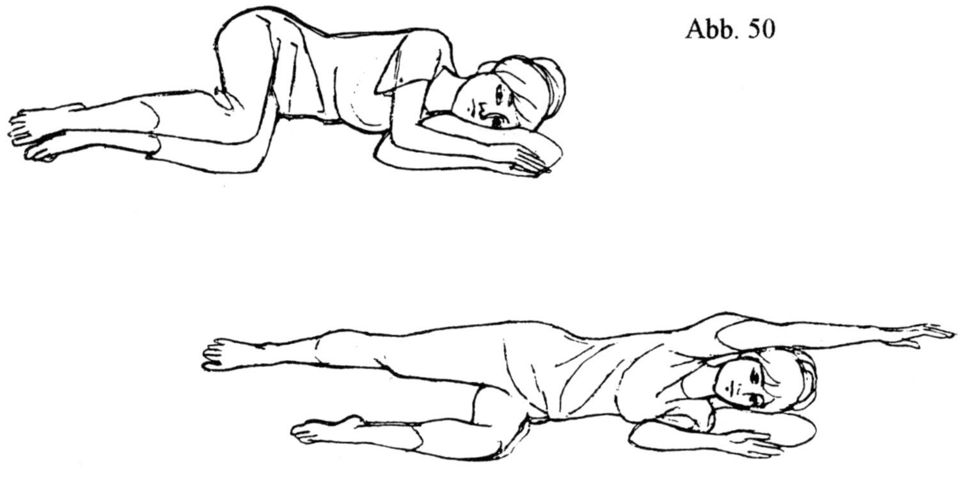

Abb. 50

Gut für:
Dehnt die seitliche Rumpfmuskulatur und fördert die Atmung in diesem Bereich. Kräftigt die seitliche Bein-, Rumpf- und Armmuskulatur. Fördert die Stabilisation des Oberkörpers, Beckens und der Hüftgelenke. Aktiviert die Nierentätigkeit.

Übung 9

Ausgangsstellung:
Bauchlage. Unter Bauch und Becken befindet sich eine zusammengelegte Decke oder ein weiches Kissen.
Die Stirn ist am Boden abgestützt. Die Arme liegen neben dem Kopf. Die Zehen sind aufgestellt.

Variation a)

Einatmend schiebe die Fersen von der Körpermitte weg. Dabei heben sich die Knie vom Boden ab. Gleichzeitig hebe die Arme gestreckt etwas vom Boden. Ziehe dabei aber die Schultern nicht in Richtung Ohren.
Ausatmend laß Arme und Beine wieder locker.
5-mal im Atemrhythmus.

Abb. 51

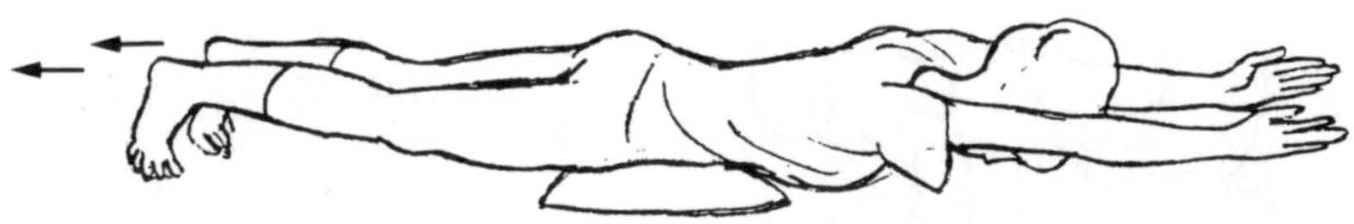

Variation b)

Einatmend hebe den rechten Arm und das linke Bein vom Boden ab.
Halte kurz die Position, solange Du den Atem ohne Schwierigkeiten anhalten kannst.
Ausatmend senke den Arm und das Bein langsam wieder.
5-mal den rechten Arm und das linke Bein heben.
5-mal den linken Arm und das rechte Bein heben.

Abb. 52

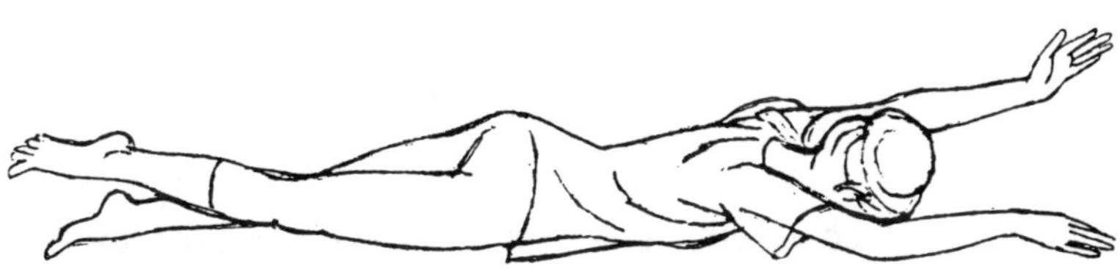

Gut für:
Kräftigt die Rücken-, Becken-, Bein-, Schulter- und Armmuskulatur. Fördert die Stabilisation der Wirbelsäule und eine aufrechte Körperhaltung.

Übung 10

Ausgangsstellung:
„Vierfüßerstand". Die Hände und Unterschenkel sind am Boden abgestützt, die Oberschenkel und Arme sind senkrecht zum Boden. Die Bauch- und Gesäßmuskulatur ist leicht angespannt, so daß die Wirbelsäule eine gerade horizontale Linie bildet und ein „Hohlkreuz" vermieden wird. Der Blick ist auf den Boden gerichtet, so daß Rücken und Nacken in einer Linie sind.

Einatmend hebe den linken Arm und das rechte Bein gestreckt nach oben, bis sie in einer Linie mit dem Rücken sind.
Ausatmend bewege den Arm und das Bein zum Boden zurück.
Einatmend hebe den rechten Arm und das linke Bein.
Ausatmend bewege den Arm und das Bein zum Boden zurück.
5-mal jede Diagonale.

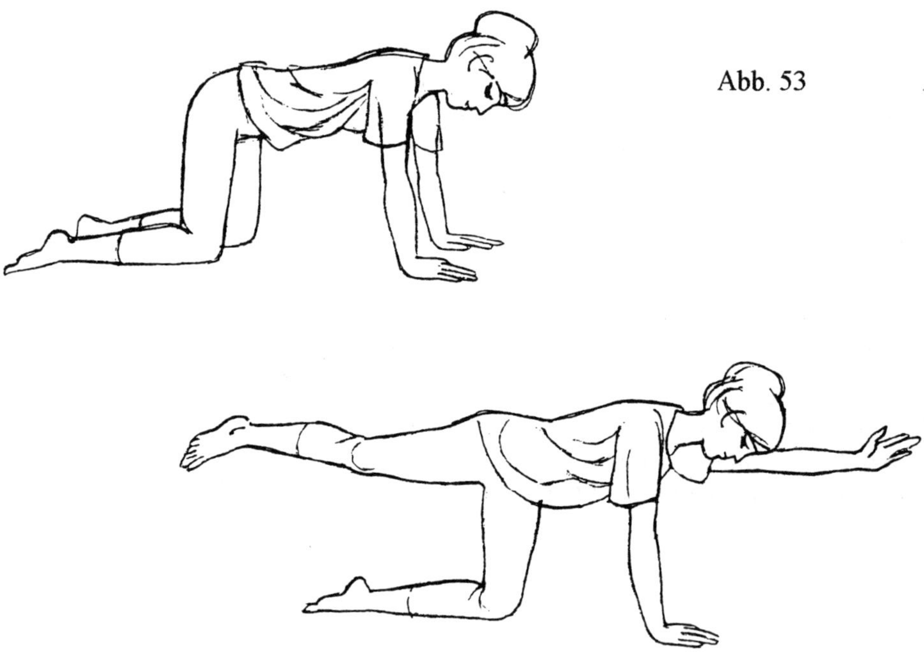

Abb. 53

Gut für:
Kräftigt die Rücken-, Nacken-, Bein- und Armmuskulatur und fördert die Stabilität des Rumpfes. Schult eine gute Köperhaltung.

Übung 11

Ausgangsstellung:
Stehen in leichter Grätsche. Die Fußspitzen weisen etwas nach außen.
Lenke Dein Bewußtsein auf den ganzen Körper:
Laß die Spitze des Kopfes von einem imaginären Faden sanft nach oben ziehen.
Spüre, wie dabei der Nacken länger wird und das Kinn sich dem Hals nähert.
Die Schultern sind entspannt.
Der Oberkörper ist aufrecht, aber entspannt.
Die Gesäß- und Bauchmuskeln sind leicht angespannt, um das Becken aufzurichten und ein Hohlkreuz zu vermeiden.
Du spürst, wie die Einatmung den Bauchraum dehnt, die Ausatmung den Bauchraum verschmälert.
Lege nun die Hände auf den Beckenkamm.

Variation a)

Atme tief ein.
Ausatmend beuge das linke Knie etwas an und verlagere das Gewicht so weit auf das linke Bein, daß das rechte Bein fast kein Körpergewicht mehr trägt.
Einatmend komme wieder zur Mitte.
Ausatmend beuge das rechte Knie etwas an und verlagere das Gewicht so weit auf das rechte Bein, daß das linke Bein fast kein Körpergewicht mehr trägt.
5-mal auf jede Seite.

Abb. 54

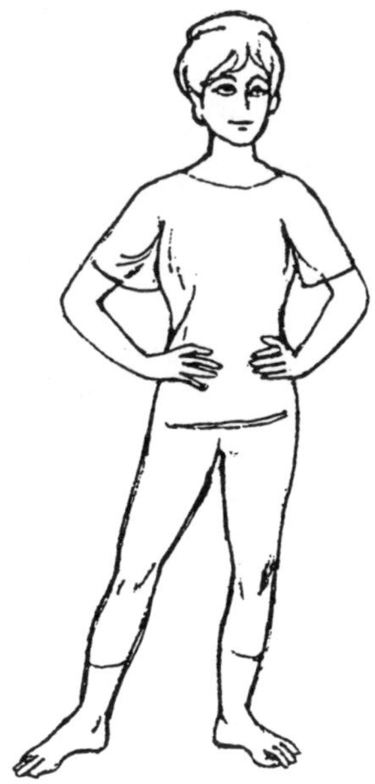

Beachte:
Achte darauf, daß das gebeugte Knie in dieselbe Richtung wie der Vorfuß weist, damit der Fuß richtig belastet wird. Der Oberkörper bleibt immer aufrecht.
Fühle bewußt die vermehrte Einbeinbelastung und besonders die Anspannung der vorderen Oberschenkelmuskeln.

Variation b)

Atme tief in den Bauch ein.
Ausatmend hebe die linke Ferse und beuge das linke Knie leicht an. Verlagere das Körpergewicht auf den linken Fußballen, so daß das rechte Bein weitgehend entlastet ist.
Einatmend komme zur Mitte.
Ausatmend hebe die rechte Ferse und beuge das rechte Knie leicht an. Verlagere das Körpergewicht auf den rechten Fußballen, so daß das linke Bein weitgehend entlastet ist.
5-mal auf jede Seite.

Beachte:
Fühle bewußt die Anspannung der Wadenmuskulatur.

Abb. 55

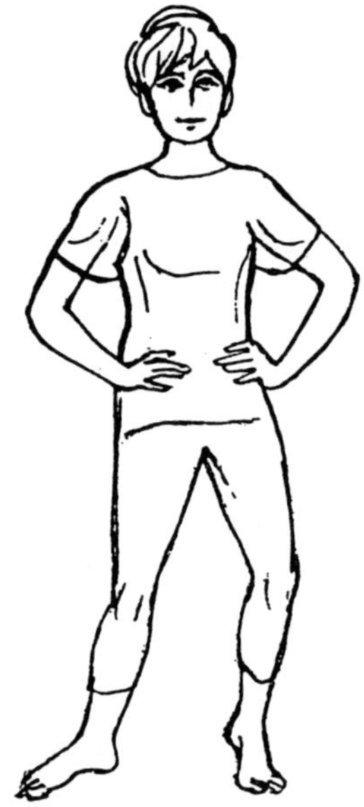

Variation c)

Die Arme hängen locker nach unten.

Atme tief in den Bauch ein.
Ausatmend verlagere das Gewicht auf das linke Bein, bis der rechte Fuß nur mehr mit den Zehenspitzen den Boden berührt.
Gleichzeitig hebe den linken Arm weit nach oben, so daß Deine ganze rechte Körperseite länger wird.
Einatmend bringe das Gewicht wieder zur Mitte und senke den Arm.
Ausatmend verlagere das Gewicht auf das rechte Bein, bis der linke Fuß nur mehr mit den Zehenspitzen den Boden berührt.
Einatmend komme wieder zur Mitte.
5-mal auf jede Seite.

Abb. 56

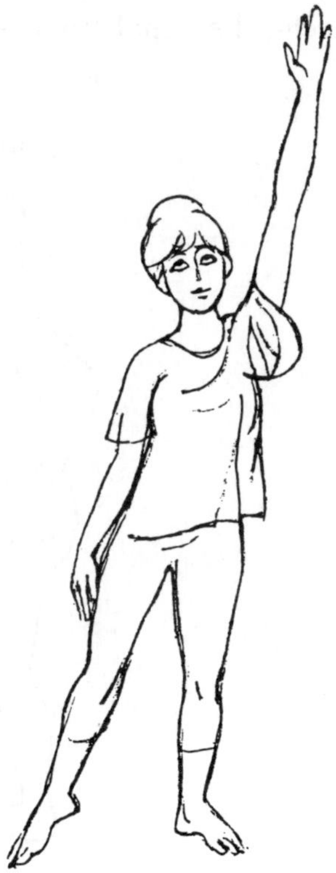

Gut für:
Schult die Einbeinbelastung. Fördert die Bein- und Fußstabilität sowie das Gleichgewicht. Kräftigt die Fuß- und Beinmuskulatur. Unterstützt eine gute Körperhaltung.

Übung 12

Ausgangsstellung:
Stehen mit gegrätschten Beinen. Die Knie sind etwas gebeugt und weisen in dieselbe Richtung wie die Fußspitzen.

Variation a)

Die Hände sind in der Taille abgestützt.
Ausatmend kippe das Becken, so daß Du ein Hohlkreuz machst.
Einatmend richte das Becken auf. Dabei wird der untere Rücken rund.
10-mal im Atemrhythmus.

Beachte:
Führe die „Beckenkippung“ entspannt, angenehm und innerhalb der Schmerzgrenze durch. Der Oberkörper bleibt dabei aufrecht, die Schultern sind entspannt und die Knie gebeugt.

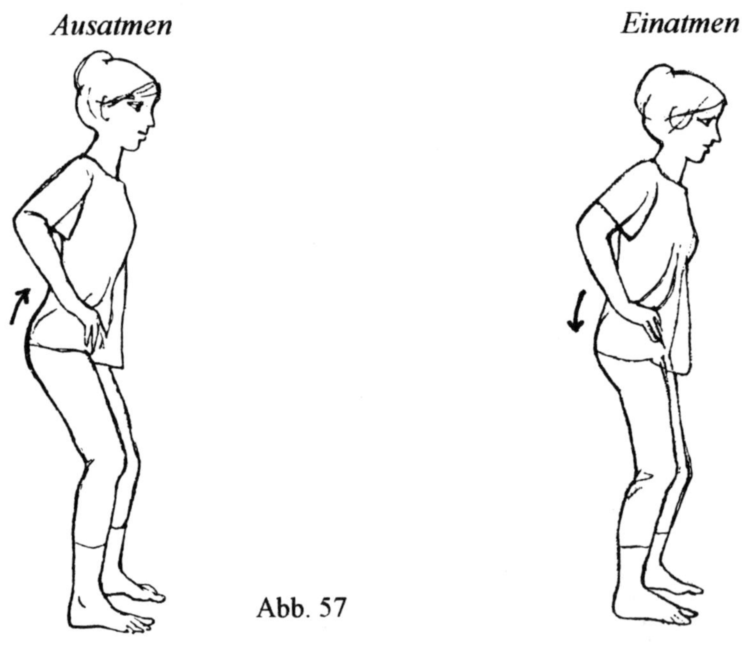

Abb. 57

Gut für:
Macht die Beckenbewegungen bewußt und schult die Koordination der Bauch-, Rücken-, Becken- und Hüftmuskeln. Entspannt und durchblutet den Becken-, Hüftgelenks- und Lendenwirbelbereich sowie die Beckenorgane.

Variation b)

Die Beine sind gegrätscht und die Knie etwas gebeugt.
Die Hände sind auf den Oberschenkeln abgestützt. Der Oberkörper ist dadurch nach vorn geneigt. Der Rücken ist gerade. Rücken und Nacken sind in einer Linie. Der Blick ist auf den Boden gerichtet.

Einatmend hebe den linken Arm, bis er in einer Linie mit dem Rücken ist.
Ausatmend bewege den linken Arm zurück und stütze die Hand wieder auf den Oberschenkel.
Einatmend hebe den rechten Arm, bis er in einer Linie mit dem Rücken ist.
Ausatmend bewege den rechten Arm zurück und stütze die Hand wieder auf den rechten Oberschenkel.
5-mal mit jedem Arm.

Abb. 58

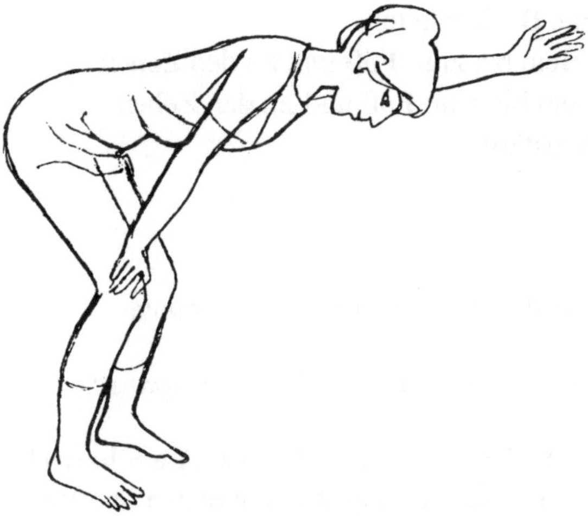

Gut für:
Kräftigt die Rücken-, Schulter- und Nackenmuskeln und fördert eine aufrechte Körperhaltung. Schult das rückenschonende Vorbeugen des Oberkörpers durch Beugung in den Hüftgelenken bei stabilisierter Wirbelsäule.

Stufe 1

Entspannungs- und Atemübung

Lege Dich bequem auf den Rücken. Die Arme sind neben dem Körper, mit den Handflächen nach oben gerichtet. Die Beine liegen etwas auseinander. Falls Du in dieser Position Schmerzen hast, kannst Du Dir mit einem Kissen helfen, das Du unter Kopf und Nacken, unter die Lendenwirbelsäule oder unter die Knie legst.

- Lenke Deine Aufmerksamkeit zu jedem Körperteil und entspanne ihn bewußt:

– die rechte Hand, den rechten Arm, bis zur Schulter
– die linke Hand, den linken Arm, bis zur Schulter
– den Nacken, den Hals, das Gesicht
– den ganzen Kopf und die Augen
– den oberen und unteren Teil des Rückens
– die rechte und linke Beckenseite
– das ganze rechte Bein bis zum Fuß und zu den Zehen
– das ganze linke Bein bis zum Fuß und zu den Zehen
– den Bauch, den Brustkorb

- Lenke nun Deine Aufmerksamkeit auf die Atmung.

Fühle die *Einatmung*, die *Ausatmung* und die *Atempause*.

Versuche, nur Beobachter zu sein, ohne Deinen Atem bewußt zu steuern. Du wirst beobachten, daß sich Deine Atmung mit zunehmender Entspannung verlangsamt und die Ausatmung verlängert. Du wirst auch merken, daß die Ausatmung in eine angenehm entspannende Atempause übergeht, bis der Impuls zur nächsten Einatmung von selbst wieder kommt. Diese natürliche Atempause (kein bewußtes Atemanhalten!) hat insofern große Bedeutung, da sich währenddessen das Zwerchfell – der Hauptatemmuskel – ganz entspannen kann.

Lege dann eine Hand auf den Bauch in Höhe des Bauchnabels. Spüre die Bewegung des Bauches, die durch die Atmung verursacht wird:

– *Bei der Einatmung bewegt sich der Bauch nach oben.*
– *Bei der Ausatmung sinkt der Bauch wieder entspannt nach unten.*

Einatmung

Ausatmung

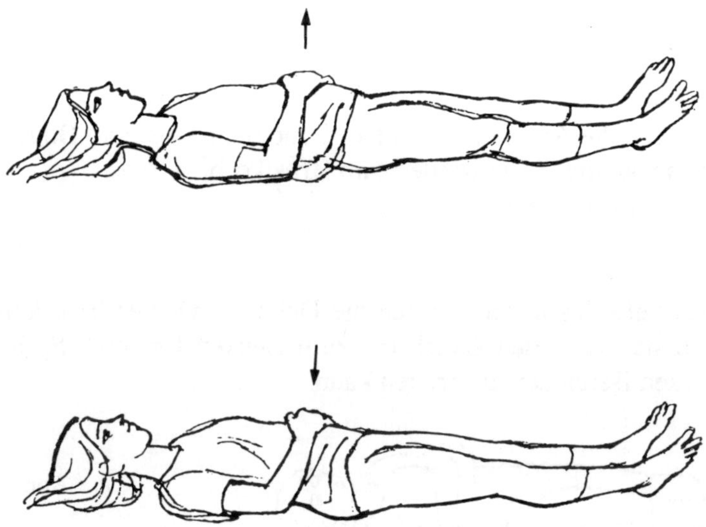

Abb. 59

Nimm diese Bewegung 10 Atemzüge lang bewußt wahr und achte darauf, daß Du die Bauchbewegung nicht mit den Bauchmuskeln durchführst. Bleibe in der Rolle des Beobachters und laß die Atmung und die dabei verursachte Bewegung des Bauches „einfach geschehen".

ARME VERSCHRÄNKEN

Ausgangsstellung:
Rückenlage. Die Augen können geschlossen oder offen sein. Die Arme werden so verschränkt, daß jeweils eine Hand den Ellbogen des anderen Armes umfaßt.

Variation a)

Einatmend hebe die Arme über den Kopf, möglichst bis zum Boden.
Ausatmend senke die Arme wieder zum Brustkorb.
3-5-mal im Atemrhythmus.

Beachte:
Atme etwas tiefer als normal. Fühle die Dehnung Deines Brustkorbes bei der Einatmung, die sich über den Bauch bis zum Becken fortsetzt. Spüre, wie sich Dein Atem in diesen Bereichen ausbreiten kann.

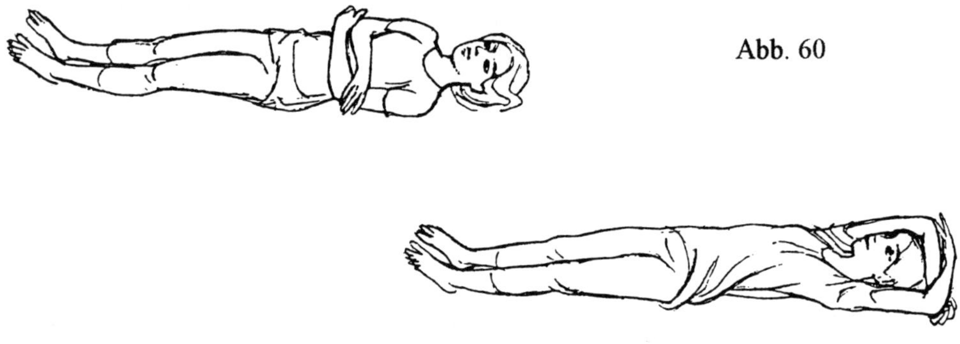

Abb. 60

Variation b)

Einatmend hebe die Arme so weit, daß die Ellbogen nach oben weisen.
Ausatmend bewege die Arme möglichst weit nach rechts und drehe den Kopf gleichzeitig nach links. Die rechte Hand kann dabei einen Zug auf den linken Ellbogen ausüben.
Einatmend bewege Arme und Kopf wieder zur Mitte.
Ausatmend bewege die Arme nach links und drehe den Kopf nach rechts.
3-5-mal im Atemrhythmus auf jede Seite.

Beachte:
Mache Deinen Nacken lang, bevor Du mit der Drehung beginnst.
Atme etwas tiefer als normal. Du kannst auch die Drehung des Kopfes durch das Bewegen der Augen auf die Seite einleiten. Das ist ein hilfreicher Impuls für die Drehung des Kopfes und gleichzeitig eine gute Übung für die Augen.

Abb. 61

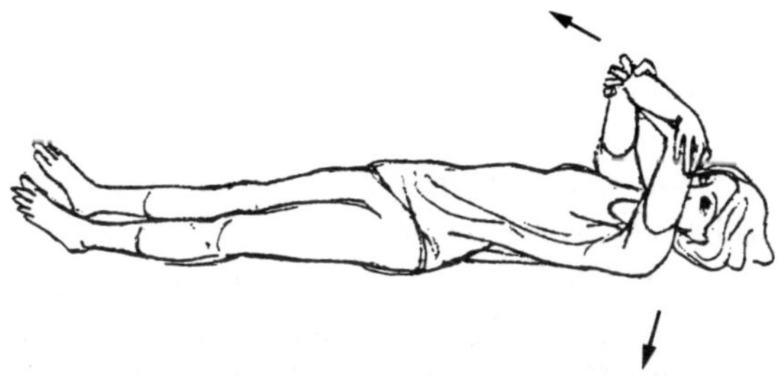

Variation c)

Führe mit den Armen große horizontale Kreise durch.
Einatmend bewege die Arme in einem Halbkreis über den Kopf.
Ausatmend setze den Kreis nach unten fort.
3-5-mal im Atemrhythmus, dann in entgegengesetzter Richtung wiederholen.

Beachte:
Führe diese Variation im normalen Atemtempo durch, also etwas dynamischer. Du kannst mit Deinem Blick den Armbewegungen folgen, so daß der Kopf ebenfalls eine leichte Kreisbewegung durchführt. Dies hat gleichzeitig eine gute Wirkung auf die Augen. Spüre die Durchblutung im Bereich der Schultern, Schulterblätter und des oberen Rückens.

Abb. 62

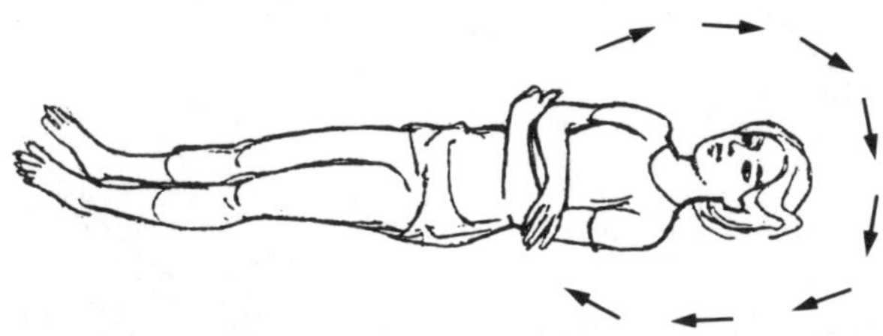

Gut für:
Entspannt und durchblutet den Nacken, die Schultern und den oberen Rückenbereich. Fördert die Schulter- und Rippenbeweglichkeit und vertieft die vordere Brustkorbatmung. Entspannt die Augenmuskulatur.

Vorsicht:
Bereitet die Rückenlage mit gestreckten Beinen im Bereich der Lendenwirbelsäule Beschwerden, dann laß die Beine während der Übung aufgestellt oder lege Dir ein kleines Kissen unter die Lendenwirbelsäule.
Bei Schwindel soll auf die Drehung des Kopfes verzichtet werden.

TORSIONSÜBUNG MIT GESTRECKTEN BEINEN

Ausgangsstellung:
Rückenlage. Die Arme liegen seitlich ausgestreckt in Schulterhöhe, mit den Handflächen nach oben gerichtet. Die Spitze des Kopfes wird etwas nach oben gezogen, damit der Nacken lang ist.

Lege das rechte Bein gestreckt über das linke Bein.

Einatmend bewege die Lendenwirbelsäule zum Boden. (Damit sicherst Du eine gute Rückenatmung und beugst Verspannungen vor.)
Ausatmend drehe langsam das Becken und die Beine auf die linke Seite, so weit es beschwerdefrei möglich ist. Gleichzeitig drehe den Kopf nach rechts.
Einatmend bewege Beine und Kopf wieder zur Mitte und bewege die Lendenwirbelsäule zum Boden.
Ausatmend setze mit der Drehung auf die andere Seite fort.
3-mal im Atemrhythmus zu jeder Seite.

Lege dann das linke Bein über das rechte und führe die Übung noch einmal durch.

Beachte:
Die Übung darf keine Schmerzen im Rücken verursachen. Wenn Du versuchst, die Drehung durch Anspannung der Rückenmuskeln zu verstärken, kann das eine Ursache für Schmerzen sein.

Abb. 63

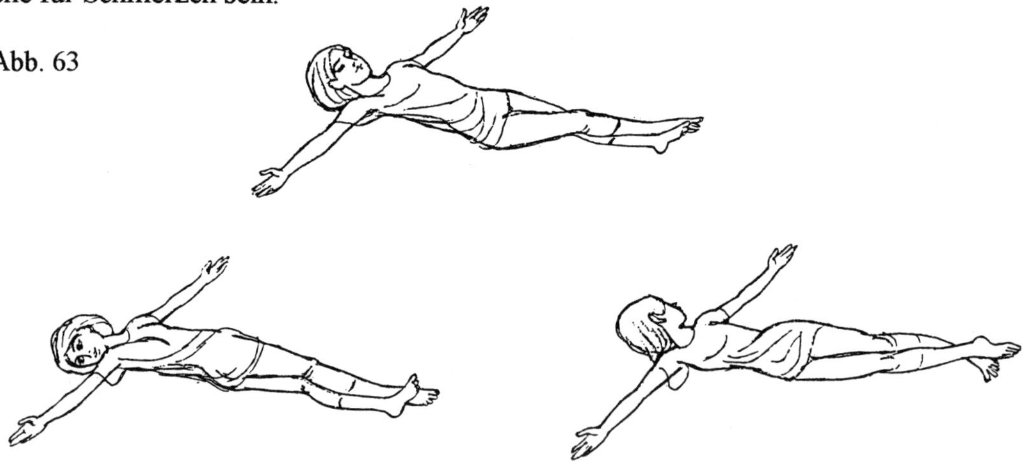

Gut für:
Kräftigt die schräge Bauchmuskulatur und fördert die Beweglichkeit des unteren Rückens und Brustkorbes. Sie wirkt vertiefend auf die Atmung.
Möchtest Du die Wirkung auf die Atmung verstärken, so kannst Du einige Atemzüge lang in der gedrehten Position bleiben. Die Atmung ist dann besonders in der gedehnten oberen Brustkorbseite zu spüren.

BECKENSCHAUKEL

Ausgangsstellung:
Rückenlage. Die Beine sind aufgestellt, die Arme liegen neben dem Körper oder seitlich ausgestreckt mit den Handflächen nach unten gerichtet. Die Spitze des Kopfes wird etwas nach oben bewegt.

Einatmend bewege die Lendenwirbelsäule zum Boden, das untere Ende der Wirbelsäule (Steißbein) bewegt sich dabei nach oben.
Ausatmend bewege das Steißbein in Richtung Boden. Die Lendenwirbelsäule entfernt sich dabei vom Boden.
10-30-mal im Atemrhythmus.

Beachte:
Führe die Bewegung leicht und fließend im Atemrhythmus durch. Das Ausmaß der Bewegung richtet sich danach, wie weit es angenehm und schmerzfrei möglich ist. Sind Rücken und Nacken entspannt, so setzt sich die „Schaukelbewegung" bis zum Kopf fort und ist daher auch für die Halswirbelsäule entspannend.
Wenn Du die Lendenwirbelsäule nach unten bewegst, lenke Deine Aufmerksamkeit nicht auf die Anspannung der Bauchmuskeln, sondern auf den unteren Teil des Rückens, der mit der Einatmung immer weiter und breiter wird, um der Atmung Raum zu geben.

Abb. 64

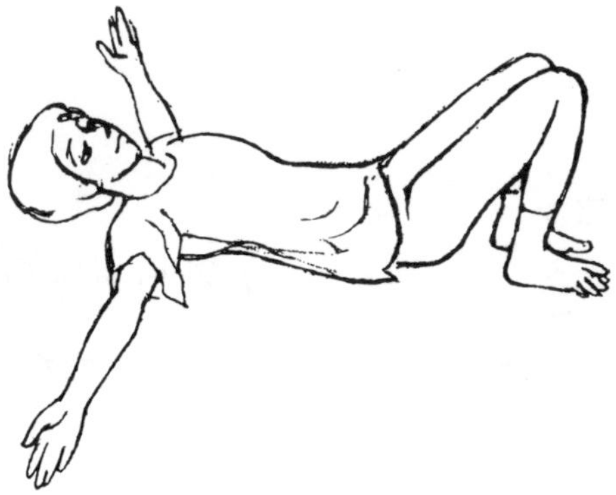

Gut für:
Entspannt den ganzen Rücken und fördert die Durchblutung im Bereich des Beckens und der Lendenwirbelsäule. Wirkt sich auch entspannend auf die Beckenorgane und den Darm aus. Harmonisiert die Atmung und fördert die Rückenatmung.

BEINSTRECKUNG

Ausgangsstellung:
Rückenlage

Tief einatmen.
Ausatmend beuge das rechte Bein und verschränke die Finger unterhalb des Knies. Drücke gleichzeitig die linke Kniekehle in Richtung Boden.
Einatmend strecke das Bein nach oben, so weit es Dir möglich ist. Ziehe dabei die Fußspitze in Richtung Knie, damit Du auch die Wadenmuskeln dehnst. Halte gleichzeitig das linke Bein bewußt am Boden.
Ausatmend beuge das Bein und ziehe das Knie möglichst weit zum Brustkorb. Strecke die Fußspitze dabei aus.
5-mal im Atemrhythmus.
Die Übung mit dem linken Bein wiederholen.

Beachte:
Atme etwas tiefer als normal. Führe die Bewegung langsam im Atemrhythmus durch, damit die Hüft- und Beinmuskulatur auf die Dehnung mit einem Lösen der Spannung reagieren kann. Die Dehnung soll sanft und ohne Gewalt durchgeführt werden. Die Kniestreckung soll nur so weit durchgeführt werden, daß sie schmerzfrei ist - ein leichtes Dehnungsgefühl der hinteren Beinmuskulatur ist allerdings erlaubt. Ist Dir die Dehnung der Sehnen im Bereich der Kniekehle unangenehm, dann laß den Fuß während der Kniestreckung entspannt.

Abb. 65

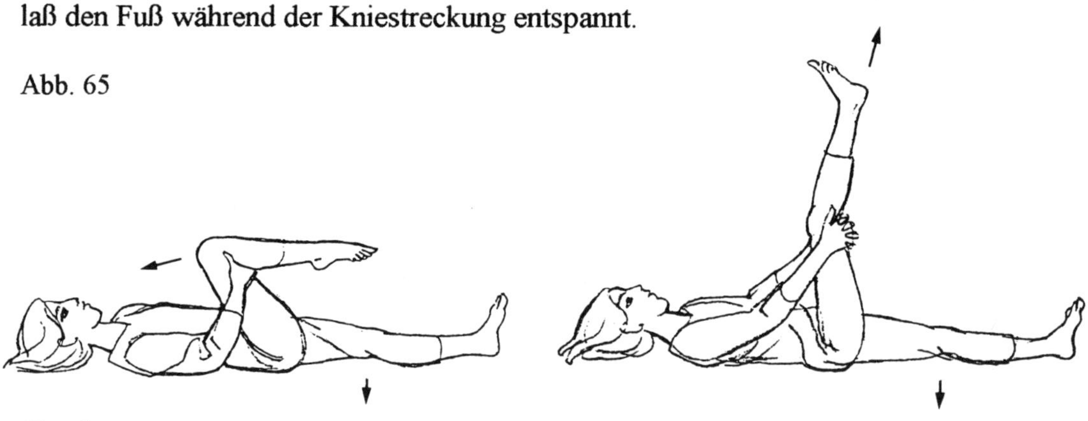

Gut für:
Entspannt den unteren Rückenbereich und das Iliosakralgelenk (Gelenk zwischen Kreuzbein und Beckenschaufel - siehe Kapitel über Anatomie). Dehnt die Hüftmuskeln und die hintere Beinmuskulatur. Wirkt korrigierend auf die Beckenstellung und vertieft die Atmung. Fördert die Durchblutung der Beckenorgane und unterstützt die Verdauung.

RADFAHREN

Ausgangsstellung:
Rückenlage. Die Arme liegen neben dem Körper mit den Handflächen nach unten gerichtet. Der Nacken ist langgestreckt.

Variation a) vorwärts

Einatmend ziehe die rechte Fußspitze hoch, beuge das rechte Bein und bewege das Knie in Richtung Brustbein. Strecke dann das Bein nach oben.
Ausatmend strecke die Fußspitze aus und bewege das gestreckte Bein langsam bis knapp über den Boden.
10-mal im Atemrhythmus.

Beachte:
Falls Dir die Übung im Kreuzbereich unangenehm ist, kannst Du das andere Bein aufstellen oder die Radfahrbewegung kleiner durchführen. Anzustreben ist aber, die Übung mit ausgestrecktem Bein durchzuführen, da die Bauchmuskulatur dabei stärker beansprucht wird. Du kannst fühlen, wie die Beinbewegung über das Bekken Deinen ganzen Rücken und den Kopf mitbewegt: Beim Anbeugen des Beines bewegt sich die Lendenwirbelsäule zum Boden, beim Ausstrecken des Beines entfernt sie sich wieder von ihm.

Variation b) rückwärts

Einatmend ziehe die rechte Fußspitze hoch und hebe das gestreckte Bein möglichst weit nach oben. Beuge das Bein und bewege das Knie in Richtung Brustbein.
Ausatmend bewege die Fußspitze nach vorn und strecke dann das Bein knapp über dem Boden aus.
10-mal im Atemrhythmus.

Wiederhole die Übung mit dem linken Bein.

Variation c) wechselweise

Du beginnst wieder mit dem rechten Bein mit der Radfahrbewegung.
Wenn Du das rechte Bein nach oben streckst, beuge gleichzeitig das linke Bein.
Setze auf diese Weise die Radfahrbewegung mit beiden Beinen fort.
10-mal vorwärts und 10-mal rückwärts.
Die Bewegungen sollen dynamisch und in zügigem Tempo durchgeführt werden.

Der Atmung ist normal beziehungsweise dem Tempo der Bewegungen angepaßt, also etwas rascher.

Beachte:
Falls Du Schmerzen im Kreuzbereich spürst oder die Lendenwirbelsäule während der Bewegung nicht am Boden halten kannst, lege die Hände unter das Becken oder mache die Bewegungen kleiner. Führe dann die Übung so durch, daß Du das gestreckte Bein nicht so weit zum Boden hinunter bewegst, also früher anbeugst. Anzustreben sind aber große Radfahrbewegungen ohne Unterstützung des Beckens, damit die Bauchmuskulatur trainiert wird. Bereitet Dir die Übung auch dann Schwierigkeiten, so verzichte auf Variation c).

Abb. 66

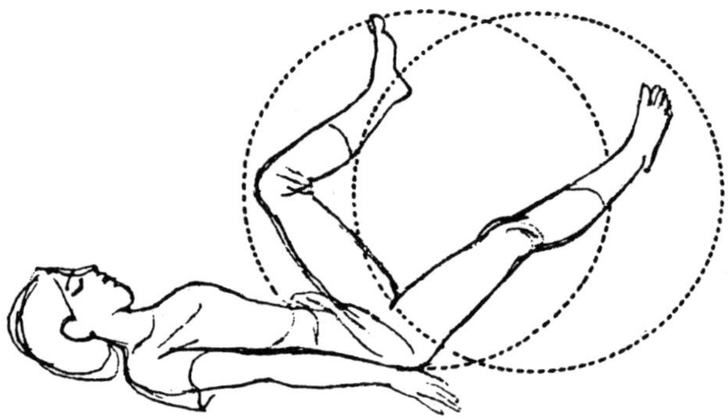

Gut für:
Wirkt mobilisierend und durchblutend auf den unteren Rücken- und Beckenbereich. Variation a) und b) haben diese Wirkung zusätzlich noch auf das Iliosakralgelenk. Unterstützt den Venenrückfluß in den Beinen und wirkt allgemein kreislaufanregend. Fördert die Beweglichkeit und Durchblutung der Hüft-, Knie- und Fußgelenke, sowie eine koordinierte Muskelaktivität in den Beinen. Wirkt kräftigend auf die Bauchmuskulatur und anregend auf die Verdauung (besonders Variation c).

Vorsicht:
Bei Schmerzen, Osteoporose oder Instabilität der Lendenwirbelsäule darf Variation c) nicht durchgeführt werden. Diese Variation ist ebenso für diejenigen ungeeignet, die während der Übung die Lendenwirbelsäule nicht am Boden halten können - wie zum Beispiel bei geschwächter Bauchmuskulatur.

Entspanne die Bauchmuskeln durch einige tiefe Atemzüge und fühle die Wirkungen der Übungen nach.

VORÜBUNG FÜR BHUJANGASANA (KOBRA)

Ausgangsstellung:
Bauchlage. Die Hände sind hinter dem Kreuzbein verschränkt. Die Handflächen weisen in Richtung Kopf. Die Stirn liegt am Boden.

Einatmend drücke das Becken (die Leisten) mit Hilfe der Gesäßmuskeln auf den Boden und hebe Kopf und Oberkörper so weit hoch, wie es schmerzfrei möglich ist. Strecke dabei den Kopf nicht nach hinten, sondern lassen den Nacken lang. Gleichzeitig hebe die Hände nach oben und ziehe sie dann in Richtung Fersen.
Halte kurz die Position und den Atem.
Ausatmend bewege langsam den Oberkörper wieder zurück.
4-mal im Atemrhythmus, das 5. Mal bleibe 3-5 Atemzüge in dieser Position.

Beachte:
Hebe den Oberkörper nur so weit, wie es schmerzfrei möglich ist und konzentriere Dich besonders auf die Streckung des oberen Rückenbereiches. Atme tief und langsam. Im Anschluß an die Übung verweile kurz in Bauchlage und mache einige tiefe Atemzüge. Lenke dabei den Atem besonders in Richtung Lendenwirbelsäule und Kreuzbein.

Abb. 67

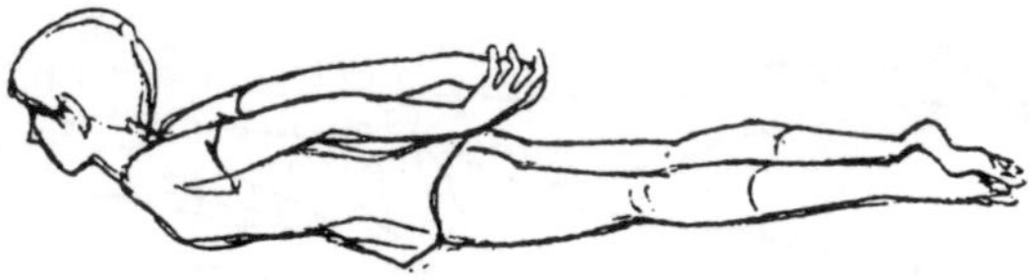

Gut für:
Kräftigt die Rücken- und Schulterblattmuskeln und fördert die Streckung der Brustwirbelsäule. Wirkt einem Bandscheibenvorfall entgegen. Trainiert die Muskulatur, die für die Stabilisation der Halswirbelsäule verantwortlich ist. Wirkt vertiefend auf die Atmung und fördert die Verdauung. Regt die Durchblutung und die Funktion aller Organe im Bauch- und Beckenraum an und unterstützt die Nierentätigkeit. Ist sehr hilfreich bei Streß und Angst, da diese Position gegen die typische spannungsbedingte Stellung – vorgebeugte Haltung der Hals- und Brustwirbelsäule und hochgezogene Schultern sowie flache Atmung – wirkt.

Vorsicht:
Die Übung darf nur so weit durchgeführt werden, wie es schmerzfrei möglich ist. Besondere Vorsicht ist bei Osteoporose, fortgeschrittener Hüftgelenkarthrose (= Abnützung des Gelenks) und Instabilität der Lendenwirbelsäule geboten. Bei Bluthochdruck oder geschwächtem Herzen soll die Position nur dynamisch im Atemrhythmus, ohne Atemanhalten und ohne längeres Verweilen in der Position durchgeführt werden.

VORÜBUNG FÜR SALABHASANA (HEUSCHRECKE)

Ausgangsstellung:
Bauchlage. Die Arme sind neben dem Körper mit den Handflächen nach unten gerichtet. Der Kopf liegt mit der Stirn am Boden oder seitlich auf einer Wange, wobei er zwischen den Wiederholungen auf die andere Seite gedreht werden kann.

Einatmend drücke das Becken (die Leisten) zum Boden und hebe das linke Bein gestreckt so weit nach oben, wie es schmerzfrei möglich ist.
Ausatmend senke das Bein langsam wieder.
4-mal im Atemrhythmus, das 5. Mal bleibe 5 Atemzüge lang in der Position.
Wiederhole die Übung mit dem rechten Bein.

Beachte:
Bereitet Dir die Übung Schmerzen, so lege Dir ein Kissen unter den Bauch.

Abb. 68

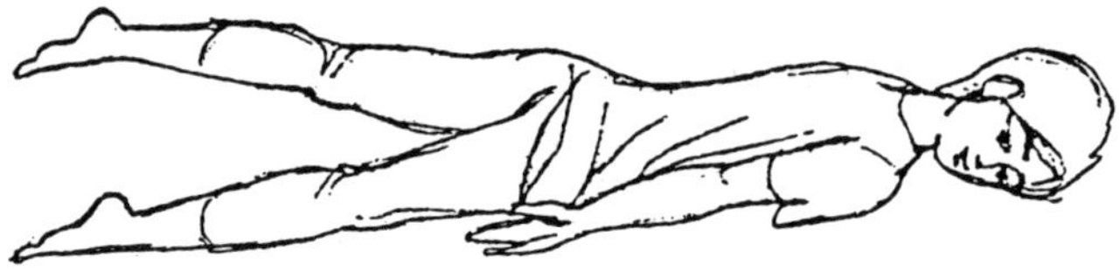

Gut für:
Dadurch, daß die Leisten zum Boden gedrückt werden, bevor das Bein gehoben wird, fördert die Übung eine aufgerichtete Beckenstellung, wie sie bei einer gesunden Körperhaltung angestrebt wird. Die beckenstabilisierende Hüft-, Bauch- und Rückenmuskulatur wird trainiert.
Wirkt auch stabilisierend auf die Iliosakralgelenke. Außerdem kräftigt sie die hinteren Oberschenkelmuskeln und vertieft die Atmung. Regt die Nierentätigkeit und die Funktion der Beckenorgane an.

SHASHANKASANA (HASE)

Ausgangsstellung:
Fersensitz *(Vajrasana)*. Der Rücken ist gerade und in einer Linie mit dem Nacken. Die Hände liegen auf den Oberschenkeln.

Tief einatmend strecke die Arme nach oben.
Ausatmend senke langsam den geraden Rücken von den Hüftgelenken aus nach unten. Die Arme bleiben stets in einer Linie mit dem Rücken.
Wenn der Bauch auf den Oberschenkeln liegt, lege Arme und Kopf entspannt auf den Boden.
10 Atemzüge bleiben.
Einatmend hebe Arme und Kopf, so daß sie in einer Linie mit dem Rücken sind, und richte dann den Oberkörper wieder auf.
Ausatmend senke die Arme.

Beachte:
In dieser Position kannst Du besonders gut die Rückenatmung spüren und verbessern.
Lenke die Einatmung in den ganzen Rücken, bis zum Kreuz- und Steißbein. Laß Deinen Rücken bei der Einatmung ganz weit werden und fühle die Entspannung bei der Ausatmung. Achte darauf, daß der Nacken und die Schultern völlig entspannt sind.

Abb. 69

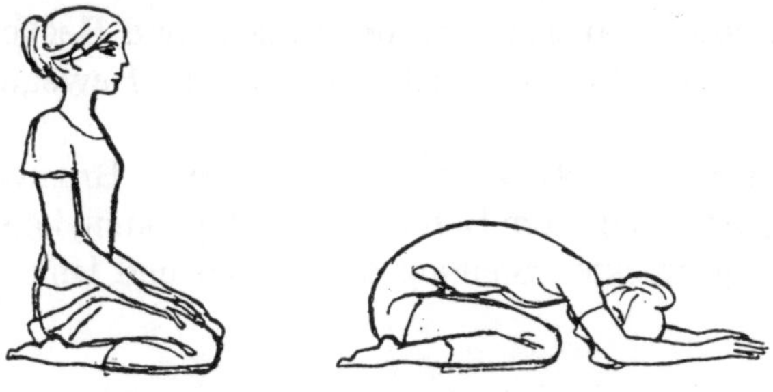

Gut für:
Entspannt den gesamten Rücken und Nacken. Entspannt und durchblutet den Nakken, die Schultern, die Augen, den Kopf und das Gehirn. Vertieft die Atmung besonders im Rücken. Harmonisiert die Funktion der Beckenorgane und fördert die Verdauung. Wirkt sehr beruhigend und entspannend, fördert aber gleichzeitig die Konzentration. Hilft bei Depression, Nervosität, Übermüdung und Kopfschmerz.

Vorsicht:
Bei hohem Blutdruck, Schwindel oder erhöhtem Augendruck soll diese Position nicht eingenommen werden.

MARJARI (KATZE)

Ausgangsstellung:
Fersensitz *(Vajrasana).* Die Knie sind etwas auseinander. Der Rücken ist gerade. Die Hände liegen auf den Oberschenkeln.

Einatmend hebe die Arme in Schulterhöhe und komme mit Hilfe der Becken- und Oberschenkelmuskeln in den Kniestand. Der Rücken soll dabei nicht nach vorne geneigt werden.
Ausatmend stütze Dich mit den Händen unterhalb der Schultern am Boden auf und wölbe den Rücken zu einem „Katzenbuckel“ weit nach oben. Der Kopf hängt nach unten, der Blick ist zum Nabel gerichtet.
Einatmend bewege den Rücken, so weit es schmerzfrei möglich ist, nach unten und hebe den Kopf; der Blick ist nach oben gerichtet.
Den Wechsel von „Katzenbuckel“ und Rückenstreckung 3-mal durchführen.
Die Bewegung mit einem Katzenbuckel beenden.
Einatmend komme wieder in den Kniestand.
Ausatmend nimm den Fersensitz ein und senke die Arme.
Wiederhole die Übung noch einmal.

Beachte:
Bei der Durchführung des „Katzenbuckels“ lenke Deine Aufmerksamkeit besonders auf die Lendenwirbelsäule, denn in diesem Abschnitt fällt häufig die Beugung schwer. Durch bewußte Anspannung der Bauch- und Beckenmuskeln kannst Du diese Bewegung verstärken. (Natürlich nur wenn die Bewegung schmerzfrei möglich ist.)
Beim „Durchhängen“ des Rückens schenke Deiner Brustwirbelsäule besondere Aufmerksamkeit, denn in diesem Bereich ist die Streckung häufig eingeschränkt.
Entspanne in der gestreckten Stellung den Bauch und lenke die Atmung bewußt dorthin.

Abb. 70

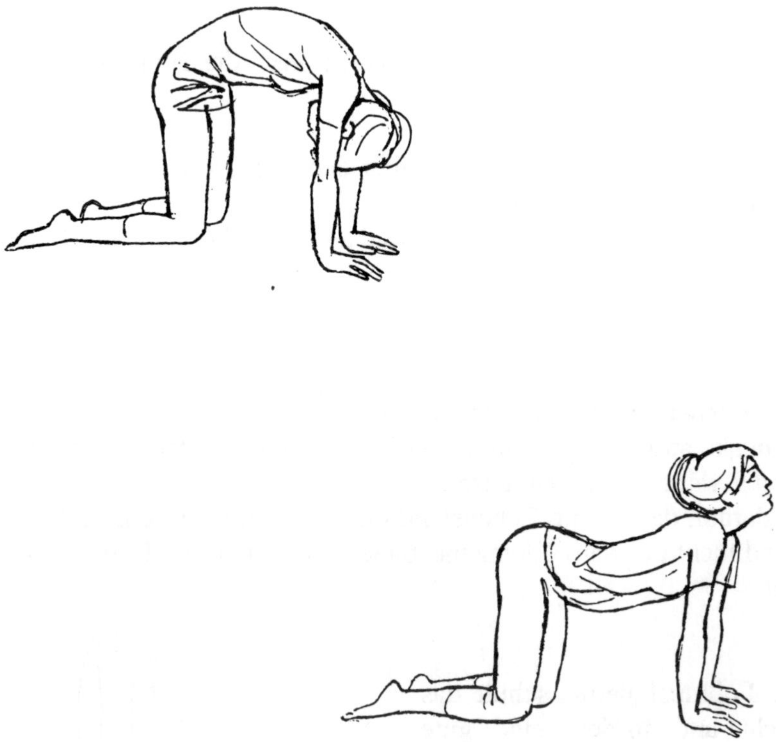

Gut für:
Fördert die Beweglichkeit des Rückens und kräftigt die Becken-, Bauch- und Schultermuskulatur. Vertieft besonders die Bauchatmung. Aktiviert die Funktion der Beckenorgane.

Vorsicht:
Treten bei der Bewegung Schmerzen auf, so soll sie in einem kleinerem Bewegungsausmaß durchgeführt werden. Bei Osteoporose oder Instabilität der Lendenwirbelsäule (macht sich bei der Streckung als Schmerz bemerkbar) soll das Durchstrecken des Rückens vermieden werden, indem der Rücken nur bis zu einer horizontalen Linie nach unten bewegt wird.

TADASANA (PALME)

Ausgangsstellung:
Stand. Die Finger sind vor dem Körper verschränkt, die Handflächen nach unten gerichtet.

Tief einatmend hebe die Arme gestreckt über den Kopf, strecke den ganzen Körper durch und komme in den Zehenstand hoch.
Ausatmend bewege die Hände zum Kopf und senke die Fersen zum Boden.
10-mal mit etwas tieferer Atmung durchführen.

Beachte:
Während der Übung soll das Becken stets in einer aufgerichteten Stellung sein (das heißt: die Lendenwirbelsäule soll etwas nach hinten bewegt werden). Die Bauch- und Gesäßmuskulatur ist also immer leicht angespannt. Das gibt Deiner Haltung Stabilität und verhindert ein „Hohlkreuz".
Achte auch darauf, daß Du im Zehenstand die Belastung vermehrt auf dem Großzehenballen und nicht auf dem Kleinzehenballen hast. Dadurch förderst Du eine gute Fußstabilität.

Gut für:
Kräftigt die Fußmuskulatur, schult das Gleichgewicht und fördert eine gute Körperhaltung. Unterstützt die Streckung der Brustwirbelsäule, die Beweglichkeit der Schultergelenke und eine gute Becken- und Beinstabilität. Wirkt vertiefend auf die Atmung. Harmonisiert und erfrischt den ganzen Körper und wirkt verdauungsanregend.

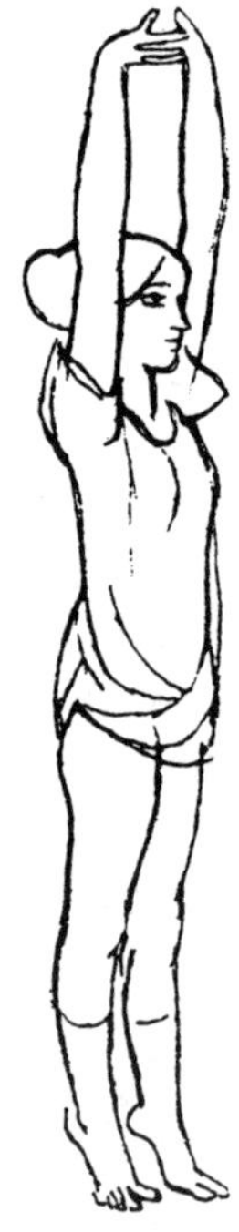

Abb. 71

Pranayam

<u>Sitzhaltung für Pranayam:</u>

Nimm eine bequeme Sitzposition ein.
Wichtig ist, daß Du Dich in der Sitzstellung gut entspannen und den Rücken gerade halten kannst.
Nimm ein Kissen oder eine zusammengelegte Decke als Sitzunterlage. Welche Sitzhöhe die richtige ist, muß individuell ausprobiert werden.
Als Sitzpositionen eignen sich:
Vajrasana (Fersensitz): hier kann eine zusammengerollte Decke oder ein Kissen zwische die Beine gelegt werden, so daß das Gewicht nicht auf den Fersen, sondern auf der Sitzunterlage ist.
Sukhasana (Schneidersitz): die Beine werden gekreuzt.
Siddhasana (Sitz der Vollkommenen): ein Fuß wird ganz nahe zum Becken gezogen, der zweite Fuß wird auf den Oberschenkel des anderen Beines gelegt.
Lotussitz: ein Fuß liegt jeweils auf dem Oberschenkel des anderen Beines.

<u>Achtung:</u> Siddhasana und der Lotussitz sollen nur eingenommen werden, wenn die Position keine Beschwerden in den Fuß-, Knie- und Hüftgelenken bereitet.

Sind für Dich keine der genannten Positionen angenehm, so kannst Du Dich auch auf einen Sessel setzen.

Abb. 72

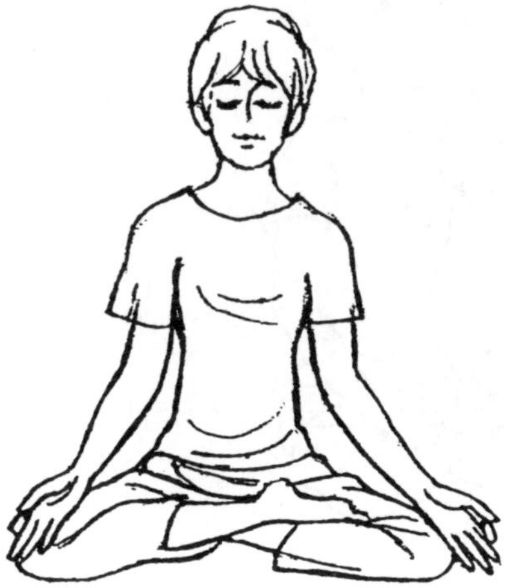

1. STUFE VON PRANAYAM - **NADI SODHAN 1**

(nadis = Nerven, *sodhan* = reinigen)

- Schließe die Augen und entspanne Deinen Körper. Die Hände liegen auf den Oberschenkeln oder Knien mit den Handflächen nach oben gerichtet. Daumen und Zeigefinger berühren einander. Der Rücken ist gerade, aber entspannt.
- Konzentriere Dich einige Minuten auf die normale Atmung.
- Lege nun den Zeige- und Mittelfinger der rechten Hand auf die Stirn zwischen die Augenbrauen.
- Verschließe mit dem Daumen das rechte Nasenloch und atme durch das linke Nasenloch 20-mal mit der *Yoga-Vollatmung* (Atmung in Bauch- und Brustkorb) entspannt und etwas tiefer ein und aus.
- Verschließe dann mit dem Ringfinger das linke Nasenloch und atme durch das rechte Nasenloch 20-mal ein und aus.
- Lege anschließend die Hand auf das Knie und beobachte einige Minuten lang die normale Atmung.

Fühle einige Minuten lang die Wirkung von Pranayam auf Deinen Körper, Atem und Geist nach.

Abb. 73

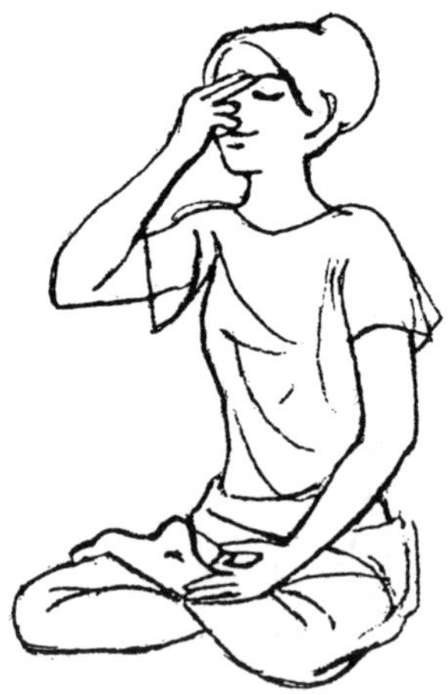

Stufe 2

Entspannung und Atmung

Lege Dich bequem auf den Rücken, schließe die Augen und lenke die Aufmerksamkeit auf Deinen Körper. Falls Dir die Rückenlage mit gestreckten Beinen Beschwerden im Kreuzbereich verursacht, lege Dir ein Kissen unter die Knie oder unter die Lendenwirbelsäule. Falls Du in Rückenlage nicht ohne Unterstützung des Kopfes liegen kannst, nimm Dir ein Kissen unter Kopf und Nacken.

Atme 3-mal tief ein und aus.
Einatmend schließe die rechte Hand zu einer festen Faust, drücke den ganzen Arm bis zur Schulter zum Boden.
Halte kurz den Atem und die Spannung.
Ausatmend löse die Anspannung langsam wieder, bis der ganze Arm und die Hand vollkommen entspannt sind.
3-mal im Atemrhythmus.
Wiederhole die Übung mit dem linken Arm.
Einatmend ziehe die rechte Fußspitze nach oben, beuge die Zehen und drücke die Kniekehle fest in Richtung Boden.
Halte kurz die Spannung und den Atem.
Ausatmend die Spannung langsam wieder lösen.
3-mal im Atemrhythmus.
Wiederhole die Übung mit dem linken Bein.
Einatmend die Arme und die Halswirbelsäule, die Beine und die Lendenwirbelsäule zum Boden drücken.
Spanne auch Deine ganze Gesichtsmuskulatur an.
Halte kurz die Spannung und den Atem.
Ausatmend löse langsam die Anspannung.
3-mal im Atemrhythmus.

Atme anschließend einige Male tief ein und aus und fühle die angenehme Entspannung Deines ganzen Körpers. Nimm auch die entspannende Wirkung auf Deine Atmung wahr.

Beachte:
Baue die Muskelanspannung ebenso langsam auf, wie auch die Einatmung langsam einfließt. Man kann das mit einer Welle vergleichen, die langsam ansteigt, bis sie ihren Höhepunkt erreicht. Der Höhepunkt bei der Übung ist eine maximal mögliche Muskelanspannung und ein kurzes Anhalten des Atems. Und ebenso wie die Welle

wieder langsam absinkt, bis sie verebbt, sollst Du auch die Anspannung gemeinsam mit der Ausatmung langsam lösen - bis zur vollkommenen Entspannung.

Abb. 74

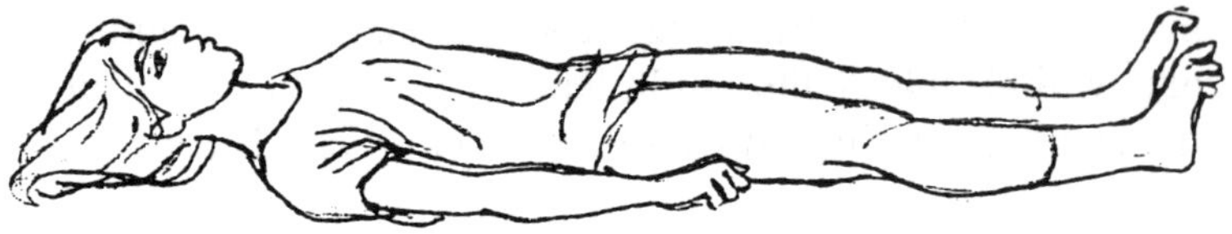

Gut für:
Verbessert die Durchblutung der Muskulatur. Löst Spannungen und vertieft die Atmung. Schult die Körperwahrnehmung und führt zu einer allgemeinen körperlichen und geistigen Entspannung.

KÖRPER STRECKEN

Ausgangsstellung:
Rückenlage. Die Arme liegen neben dem Körper. Der Nacken ist langgestreckt.

Einatmend hebe den rechten Arm und lege ihn neben dem Kopf auf den Boden, gleichzeitig ziehe die rechte Fußspitze nach oben.
Dehne die ganze rechte Körperseite (Ferse und Fingerspitzen möglichst weit voneinander entfernen) und bewege dabei die Lendenwirbelsäule etwas in Richtung Boden. Nimm wahr, wie die Einatmung die Körperdehnung unterstützt und auch umgekehrt, wie der Atem besser in die gedehnte Körperseite einfließen kann.
Halte kurz diese Dehnstellung.
Ausatmend löse langsam die Streckung und führe den Arm neben den Körper zurück.
Nimm wahr, wie die Ausatmung die Körperentspannung unterstützt und auch umgekehrt, wie die Ausatmung durch das Nachlassen der Dehnung entspannter durchgeführt werden kann.
3-mal im Atemrhythmus.

Spüre, wie sich Deine rechte Körperseite länger anfühlt und auch die Atmung deutlicher in der rechten Brustkorbseite spürbar ist.

Wiederhole die Übung auf der linken Seite.

Beachte:
Falls Dir die Rückenlage mit gestreckten Beinen Beschwerden bereitet, stelle ein Bein gebeugt auf den Boden. Du kannst auch Deine Lendenwirbelsäule mit einer zusammengelegten Decke oder einem kleinen Kissen unterstützen.

Abb. 75

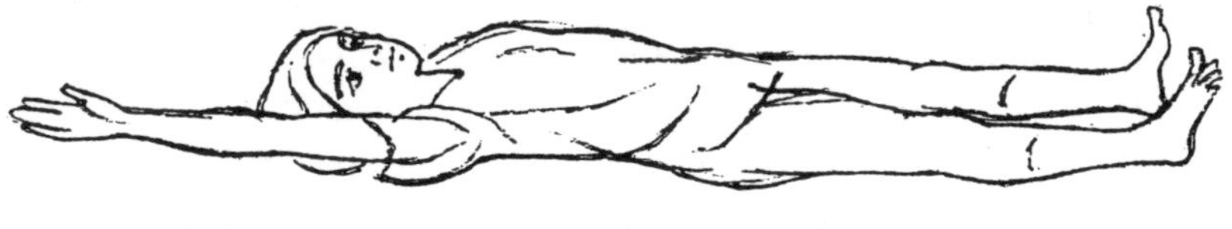

Gut für:
Wirkt harmonisierend auf den Körper, das Nervensystem und die Atmung. Fördert die Atmung besonders in den seitlichen Bereichen des Brustkorbes.

TORSIONSÜBUNG MIT GESCHLOSSENEN BEINEN

Ausgangsstellung:
Rückenlage. Die Beine sind gebeugt und die Fußsohlen stehen am Boden. Die Beine sind geschlossen. Die Arme sind in Schulterhöhe seitlich ausgestreckt am Boden, mit den Handflächen nach oben gerichtet.

Atme tief in den Bauch ein und mache Deinen Nacken lang.
Ausatmend bewege die Knie langsam auf die rechte Seite und drehe gleichzeitig den Kopf nach links.
Einatmend bewege Knie und Kopf wieder zur Mitte. Spanne dabei die Bauchmuskeln bewußt an, um einem „Hohlkreuz" entgegenzuwirken.
Ausatmend bewege die Knie langsam nach links und drehe gleichzeitig den Kopf nach rechts.
Einatmend bewege Knie und Kopf wieder zur Mitte.
3-mal auf jede Seite drehen.

Beachte:
Führe die Bewegung mit etwas tieferer Atmung langsam und harmonisch durch. Koordiniere die Kopfdrehung mit der Kniebewegung so, daß die Beine gleichzeitig auf der Seite liegen, beziehungsweise die Mitte erreichen. Du kannst die Übung mit geschlossenen oder offenen Augen durchführen. Übst Du mit offenen Augen, dann leite die Kopfdrehung mit einer seitlichen Bewegung der Augen ein. Das trainiert die Augenmuskeln und stimuliert die Kopfdrehung. Achte immer auf einen „langen Nacken".

Abb. 76

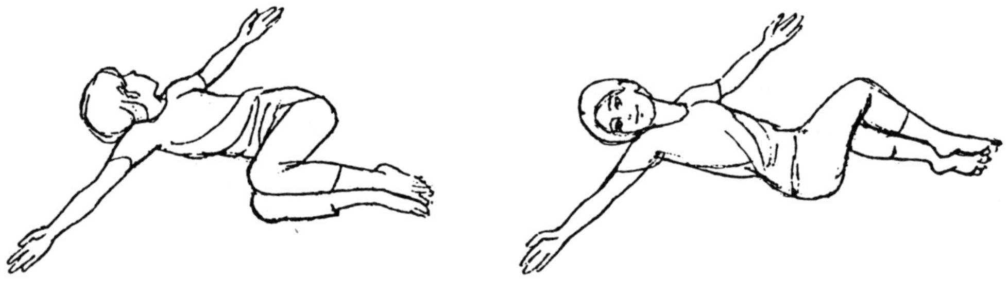

Gut für:
Entspannt die Rücken- und Nackenmuskulatur. Verbessert die Bewegungskoordination und vertieft und harmonisiert die Atmung. Trainiert die Augenmuskulatur. Aktiviert die schräge Bauchmuskulatur und wirkt entspannend auf die Bauchorgane. Hat eine ausgleichende Wirkung auf den ganzen Körper und Geist.

TORSIONSÜBUNG MIT DEN ARMEN

Ausgangsstellung:
Rückenlage. Die Beine sind aufgestellt und geschlossen. Die Arme liegen seitlich in Schulterhöhe ausgestreckt am Boden, die Handflächen sind nach oben gerichtet.

Variation a)

Atme tief in den Bauch ein und mache Deinen Nacken lang.
Ausatmend bewege die linke Hand in einem vertikalen Halbkreis zur rechten Hand. Der Kopf dreht ebenfalls zur rechten Seite. Die Knie bleiben dabei in der Mitte.
Einatmend bewege den linken Arm und den Kopf wieder zurück.
3-mal im Atemrhythmus.

Abb. 77

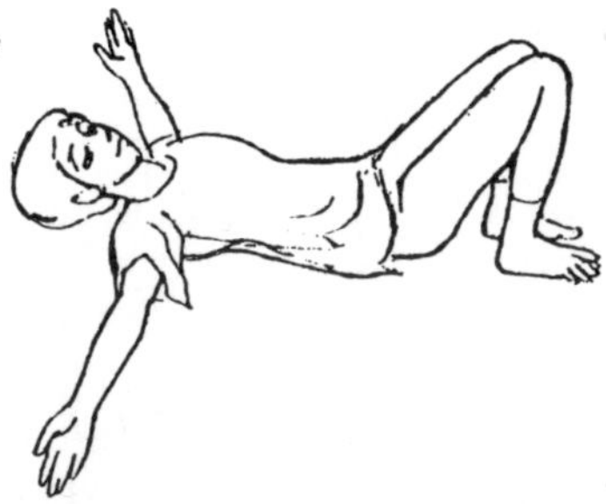

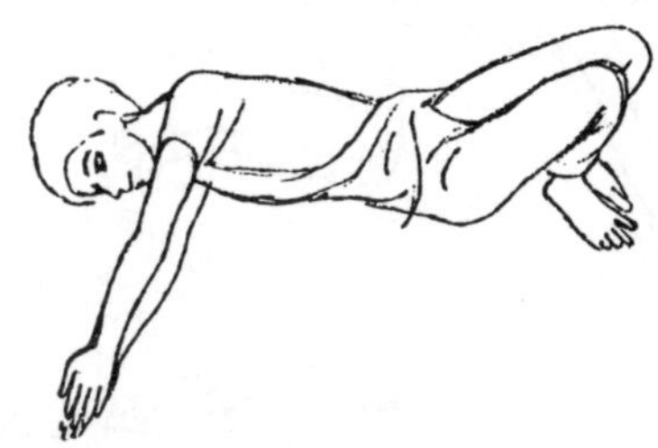

Variation b)

Atme tief in den Bauch ein.
Ausatmend bewege wieder die linke Hand zur rechten Hand und lege nun auch beide Knie auf die rechte Seite. Ziehe die Knie etwas in Richtung Nabel.

Einatmend bewege die linke Hand in einem vertikalen Halbkreis zur linken Seite. Die Augen und der Kopf folgen der Armbewegung. Die Beine bleiben auf der rechten Seite liegen.
Ausatmend bewege wieder die linke Hand zur rechten Hand und ziehe sie, so weit wie es möglich und angenehm ist, nach vorn. Kopf und Augen folgen der Armbewegung.
3-mal im Atemrhythmus.

Abb. 78

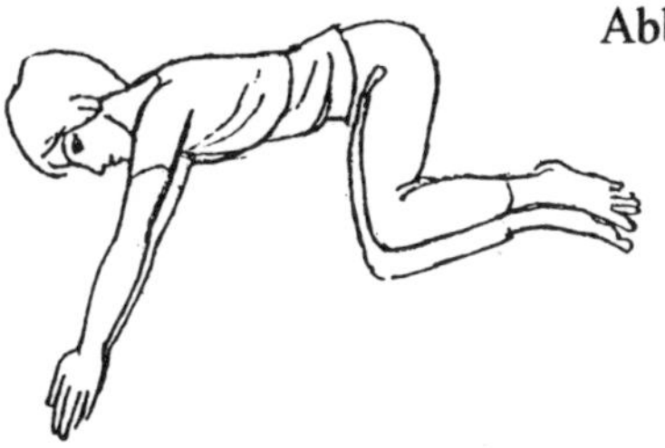

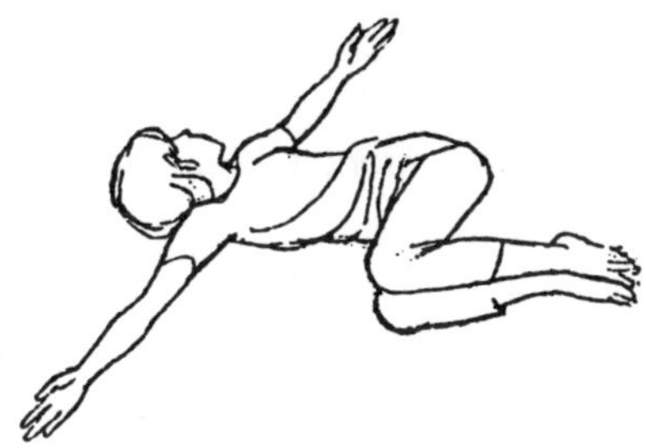

Variation c)

Die Arme sind seitlich in Schulterhöhe am Boden. Die Beine liegen gebeugt auf der rechten Seite.

Tief in den Bauch einatmen.
Ausatmend bewege die linke Hand in einem vertikalen Halbkreis zur rechten Hand.
Einatmend bewege nun den linken Arm in einem horizontalen Halbkreis entlang des Bodens über den Kopf zur linken Seite.
Die Augen und der Kopf folgen stets der Bewegung der rechten Hand.
3-mal im Atemrhythmus.

Abb. 79

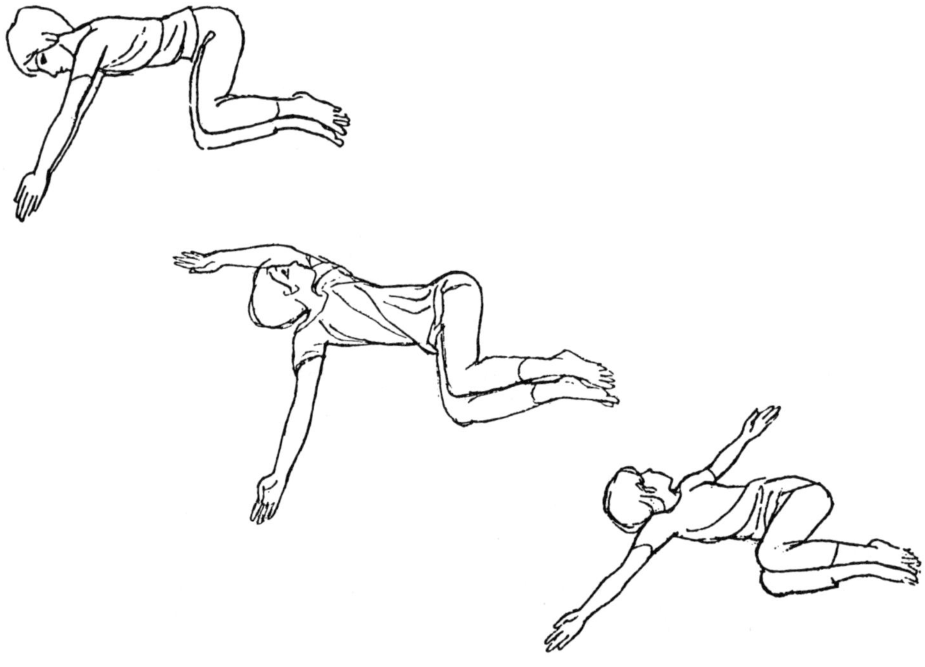

Führe alle 3 Variationen auch auf die andere Seite durch.

Entspanne Dich nun in Rückenlage und fühle die Wirkung der Übungen nach. Nimm wahr, wie Dein Rücken jetzt am Boden liegt. (Sehr häufig liegt der Rücken nach diesen Torsionen viel weicher und flacher auf.) Nimm auch wahr, wie die Einatmung den Brustkorb weiter werden läßt und die Ausatmung ein Engerwerden des Brustkorbes zur Folge hat.

Gut für:
Entspannt die gesamte Muskulatur des Rumpfes und der Schultern. Fördert die Beweglichkeit der Wirbelsäule, der Rippen und der Schultergelenke. Entspannt und dehnt die Atemmuskulatur und hat daher eine vertiefende und harmonisierende Wirkung auf die Atmung. Entspannt die Augenmuskeln. Fördert eine gute Koordination von Atmung und Bewegung.

SKANDHARASANA (SCHULTERPOSE)

Ausgangsstellung:
Rückenlage. Die Beine sind gebeugt und die Füße stehen hüftbreit auseinander. Die Hände halten die Fußgelenke oder die Arme liegen neben dem Körper mit den Handflächen nach unten gerichtet. Der Nacken ist lang (Kinn in Richtung Kehlkopf bewegen).

Einatmend hebe langsam das Becken und den Rücken, vom Steißbein beginnend, vom Boden. Spanne dabei bewußt die Beckenmuskulatur an.
Die Lendenwirbelsäule soll dabei kein Hohlkreuz bilden. (Das heißt, das Becken soll aufgerichtet sein, sowie es für eine gute Körperhaltung erforderlich ist.)
Ausatmend senke den Rücken langsam wieder zum Boden.
3-5-mal im Atemrhythmus.

Strecke die Beine aus und fühle die Wirkung der Übung nach.

Nimm dann nochmals Skandharasana ein und bleibe nun 5-10 Atemzüge in dieser Position. Lenke Deine Aufmerksamkeit auf die Bauchatmung.

Abb. 80

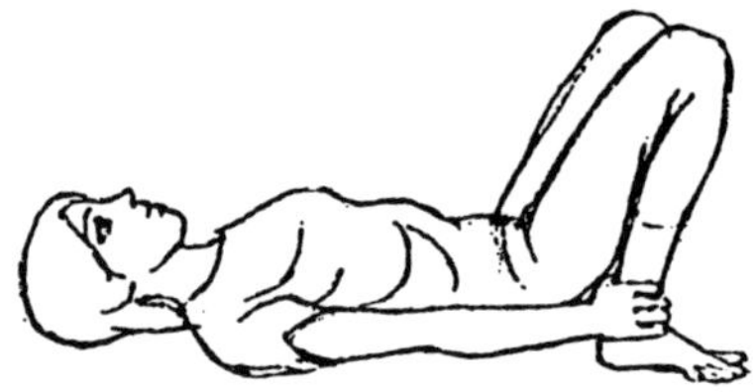

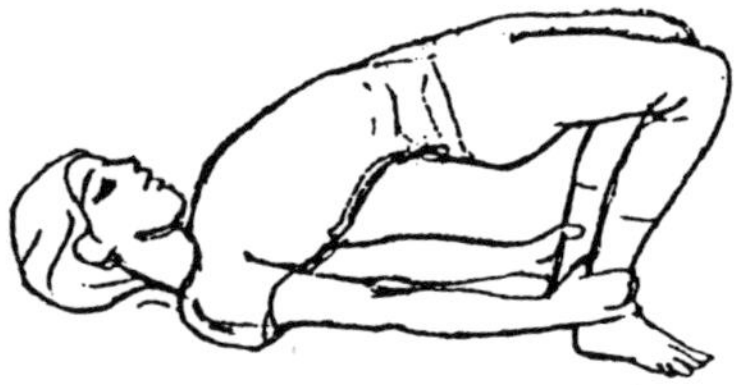

Gut für:
Entspannende Wirkung auf die Becken- und Bauchorgane. Kräftigt die Rücken-, Gesäß- und Oberschenkelmuskulatur und auch das Zwerchfell. Wirkt stabilisierend auf die Beckenstellung und festigt den Beckenboden.

BEINE ANBEUGEN

Ausgangsstellung:
Rückenlage

Einatmend beuge das rechte Bein und umfasse mit den Händen das Knie.
Ausatmend ziehe das Knie zum Brustkorb. Gleichzeitig ziehe die linke Fußspitze hinauf und drücke die linke Kniekehle zum Boden.
Bleibe 5 Atemzüge in dieser Position und ziehe mit jeder Ausatmung das Knie sanft ein kleines Stück weiter hinauf.
Einatmend lege das Bein zurück auf den Boden und führe die Übung mit dem linken Bein durch. Das rechte Bein drückt dabei auf den Boden.

Beachte:
Lenke das Atembewußtsein in Richtung Rücken- und Beckenseite des gebeugten Beines. Fühle die Dehnung der Seite bei der Einatmung und die Entspannung bei der Ausatmung.

Abb. 81

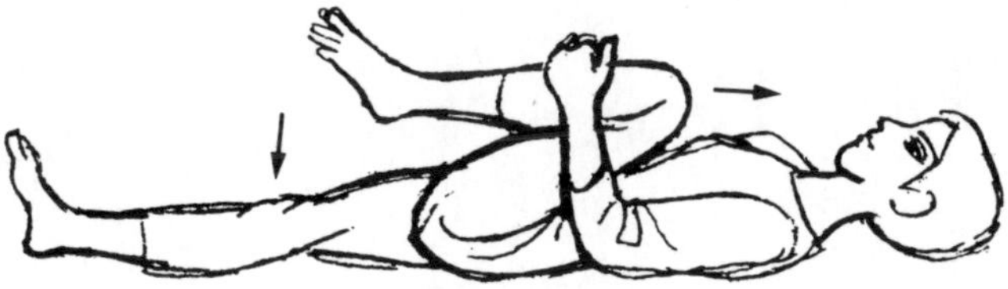

Beuge nun beide Beine an, umfasse die Knie und rolle den Körper einige Male ganz entspannt nach rechts und links. Der Kopf bleibt am Boden und leitet die Drehbewegung ein. (Augen und Kopf beginnen die Bewegung – der Körper folgt.)

Abb. 82

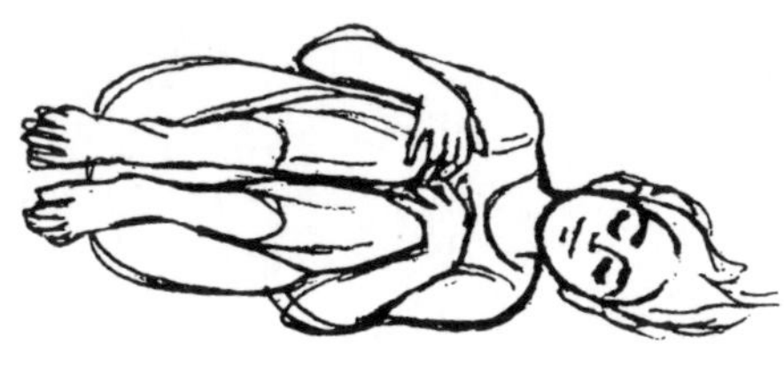

Gut für:
Die Beugung eines Beines wirkt korrigierend auf die Beckenstellung und die Iliosakralgelenke. Kräftigt die Beinmuskulatur und dehnt die hinteren Hüftmuskeln. Entspannt die Muskeln im Bereich der Lendenwirbelsäule und vertieft die Rückenatmung. Unterstützt eine gesunde Verdauung.
Das Rollen auf dem Rücken entspannt und durchblutet die Rücken- und Halsmuskulatur und wirkt wie eine Massage für den Rücken und die Nieren.

Vorsicht:
Bei Schwindel oder Bandscheibenvorfall im Bereich der Halswirbelsäule soll das seitliche Rollen des Körpers nur ganz klein durchgeführt werden. In diesem Fall soll die Drehung nicht vom Kopf her eingeleitet werden.

VORÜBUNG FÜR BHUJANGASANA (KOBRA)

Ausgangsstellung:
Bauchlage. Die Arme liegen seitlich in Schulterhöhe, die Ellbogen sind rechtwinkelig gebeugt. Der Kopf liegt mit der Stirn am Boden.

Spüre einige Atemzüge lang bewußt die Atembewegungen im Rücken.

Einatmend drücke durch Anspannung der Gesäßmuskulatur die Leisten zum Boden und hebe den Kopf, den Oberkörper und die Arme. Richte Deinen Blick nach vorne, achte aber darauf, daß der Nacken lang bleibt. Hebe die Arme so hoch wie möglich.
Halte kurz die Position und den Atem.
Ausatmend kehre langsam zurück in die Bauchlage.
3-5-mal im Atemrhythmus.
Wiederhole die Übung noch einmal und bleibe diesmal 5-10 Atemzüge in der Position.

Beachte:
Führe die Übung nur so weit durch, wie es schmerzfrei möglich ist. Achte darauf, daß die Oberarme beim Hochheben in einer Linie mit den Schultern bleiben und spüre, wie sich dabei Deine Schulterblätter nach hinten zur Wirbelsäule bewegen.
Atme beim Heben des Oberkörpers tief in Richtung Bauchraum ein.

Entspanne anschließend Deine Rückenmuskeln durch einige tiefe Atemzüge in den Rücken.

Abb. 83

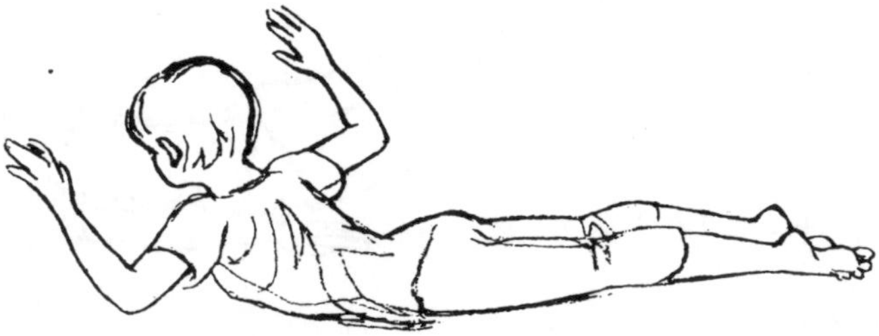

Gut für:
Kräftigt die Becken-, Rücken-, Nacken- und Schulterblattmuskulatur. Wirkt einem Rundrücken und einem Bandscheibenvorfall entgegen. Unterstützt eine gesunde Verdauung und regt die Nierentätigkeit an.

Vorsicht:
Bei Instabilität der Lendenwirbelsäule, bei Hüftarthrose oder bei Osteoporose soll die Übung besonders vorsichtig durchgeführt werden.
Bei hohem Blutdruck oder Herzschwäche soll die Übung nur dynamisch durchgeführt werden, also ohne Atemanhalten oder Verweilen in der Position.

SALABHASANA (HEUSCHRECKE)

Ausgangsstellung:
Bauchlage. Die Arme liegen unter dem Bauch, die Hände unterhalb der Oberschenkel mit den Handflächen zum Boden gerichtet.
Der Kopf liegt mit der Stirn oder einer Wange am Boden.

Einatmend drücke die Handflächen gegen den Boden und hebe beide Beine so hoch wie möglich.
Halte kurz die Position und den Atem.
Ausatmend senke die Beine langsam wieder.
3-5-mal im Atemrhythmus.
Wiederhole die Übung noch einmal und halte diesmal die Position 5-10 Atemzüge lang.

Beachte:
Hast Du bei dieser Übung den Kopf seitlich liegen, so kannst Du zwischen den Wiederholungen die Seite wechseln, damit Deine Halswirbelsäule nicht zu lange in einer Stellung belastet wird. Hast Du Schwierigkeiten bei der Durchführung der Übung, wenn die Arme unter dem Bauch liegen, so lege die Arme seitlich neben den Körper mit den Handflächen zum Boden gerichtet.

Abb. 84

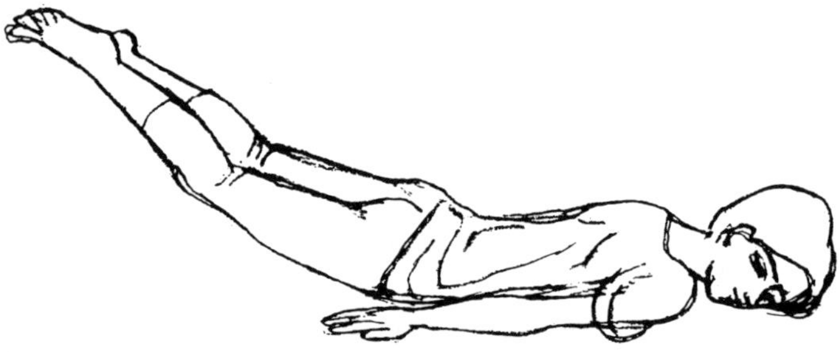

Gut für:
Kräftigt die Bein-, Becken-, Rücken- und auch Armmuskulatur. Unterstützt eine gesunde Körperhaltung. Aktiviert die Nierentätigkeit und die Funktion der Verdauungsorgane. Stärkt die Zwerchfellaktivität und wirkt daher vertiefend auf die Atmung.

Vorsicht:
Bei fortgeschrittener Hüftarthrose oder bei Schmerzen im Bereich der Lendenwirbelsäule soll die Übung nicht durchgeführt werden.
Bei hohem Blutdruck, erhöhtem Augendruck oder Herzschwäche soll die Übung nur dynamisch durchgeführt werden. In diesem Fall soll ein Anhalten des Atems oder ein längeres Verweilen in der Position vermieden werden.

TIGERPOSE

Ausgangsstellung:
Bauchlage

Drehe den Kopf und auch ein wenig den ganzen Körper nach links.
Ziehe das rechte Knie möglichst weit zum Brustkorb hinauf.
Beuge den rechten Arm und lege den Ellbogen zum Knie.
Lege den Kopf auf den linken Unterarm und die linke Hand auf die rechte Hand.
Bleibe 10 Atemzüge lang in der Position und lenke den Atem bewußt in den unteren Abschnitt Deines Rückens.
Führe die Stellung auch auf der anderen Seite durch.

Beachte:
Die Position soll für Dich angenehm entspannend sein. Ist die Stellung des unteren Armes im Schultergelenk schmerzhaft, so kannst Du den Arm auch hinter den Rükken legen. Anzustreben ist aber die angegebene Position, weil dabei die jeweilige Brustkorbseite besser gedehnt wird.

Abb. 85

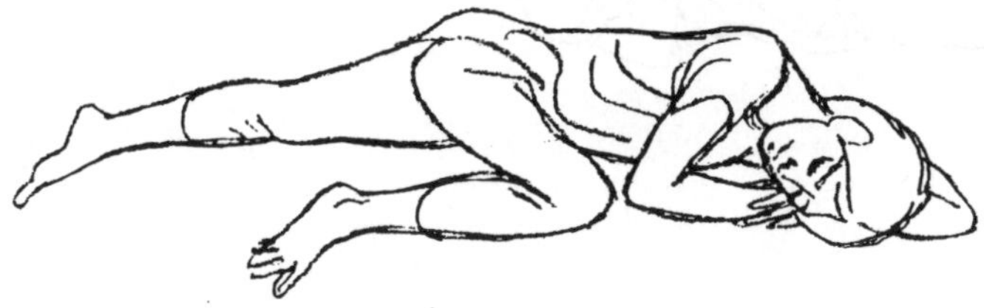

Gut für:
Entspannt den Rücken besonders im Bereich der Lendenwirbelsäule und vertieft die Rückenatmung. Fördert die Atmung zur unteren, gestreckten Seite. Harmonisiert die Muskelspannung bei einer seitlichen Verkürzung der Rumpfmuskulatur. Wirkt allgemein beruhigend auf Körper und Geist.

UTHAN PRISTHASANA (RUMPF HEBEN)

Ausgangsstellung:
Bauchlage. Die Ellbogen sind unterhalb der Schultern am Boden abgestützt. Die Hände liegen jeweils beim gegenüberliegenden Ellbogen.
Der Kopf hängt entspannt nach unten.

Einatmend hebe Kopf, Rumpf und Becken hoch, so daß Rücken und Nacken eine gerade Linie bilden.
Drücke besonders den Bereich der Lendenwirbelsäule möglichst weit nach oben.
Halte kurz die Position und den Atem.
Ausatmend kehre langsam in die Ausgangsstellung zurück und laß den Rücken und den Kopf ganz locker hängen.
5-mal im Atemrhythmus.

Fühle anschließend in der Bauchlage kurz die Wirkung der Übung auf den Körper und die Atmung nach.

Abb. 86

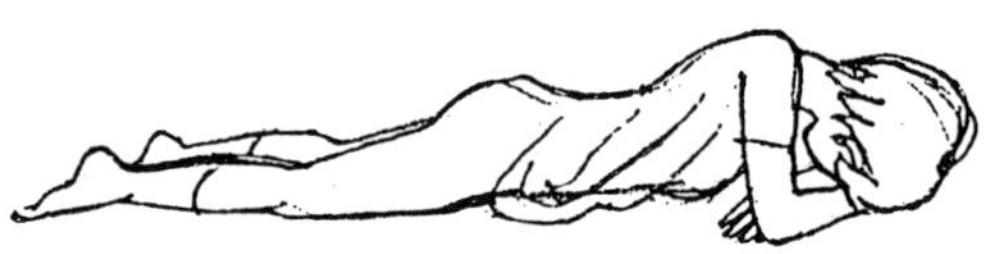

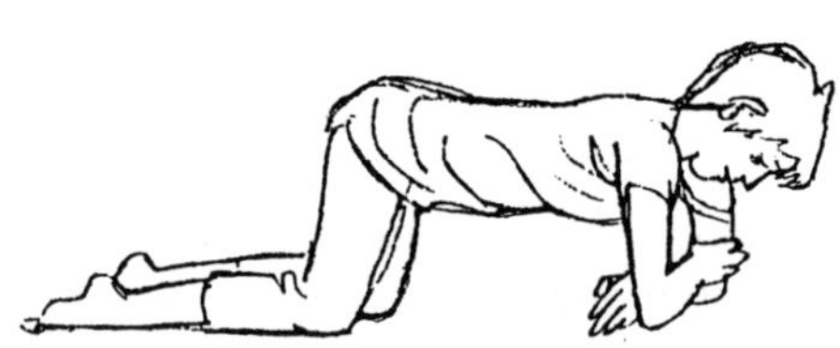

Gut für:
Kräftigt die Bauch-, Becken-, Schulterblatt-, Nacken- und Armmuskulatur sowie das Zwerchfell. Stabilisiert die gesamte Rumpfmuskulatur und fördert eine gute Körperhaltung. Wirkt allgemein aktivierend und vertieft die Atmung.

ASHVA SANCALANASANA (REITERSTELLUNG)

Ausgangsstellung:
Stand mit möglichst weit gegrätschten Beinen.
Der Rücken ist aufgerichtet. Nacken und Rücken bilden eine Linie.

Einatmend drehe den ganzen Körper inklusive der rechten Fußspitze nach rechts.
Ausatmend beuge langsam zuerst das rechte Knie, das linke Bein bleibt noch gestreckt. Hebe dann die linke Ferse und drehe nun auch den linken Fuß nach rechts. Laß das linke Bein solange gestreckt, bis Du eine leichte Dehnung in der linken Hüfte spüren kannst. Dann beuge auch das linke Knie und bewege Dich langsam nach unten, bis sich das linke Knie am Boden stützt. Halte den Oberkörper aufrecht und die Arme gestreckt seitlich des Rumpfes. Der Blick ist geradeaus gerichtet. Drücke das Becken so weit wie möglich in Richtung Boden.
Einatmend komme langsam wieder hoch.
Ausatmend drehe Dich wieder zur Mitte.
Die Übung auf der anderen Seite wiederholen.
3-5-mal zu jeder Seite.

Beachte:
Achte auf eine aufrechte Haltung des Oberkörpers. Beim Beugen der Beine, speziell des vorderen Beines, sollen die Knie gerade nach vorne schauen, um eine Fehlbelastung der Fuß- oder Kniegelenke zu vermeiden.
Macht Dir die Übung in den Kniegelenken Beschwerden, so ist sie auch sinnvoll, wenn Du sie nicht so weit nach unten durchführst.

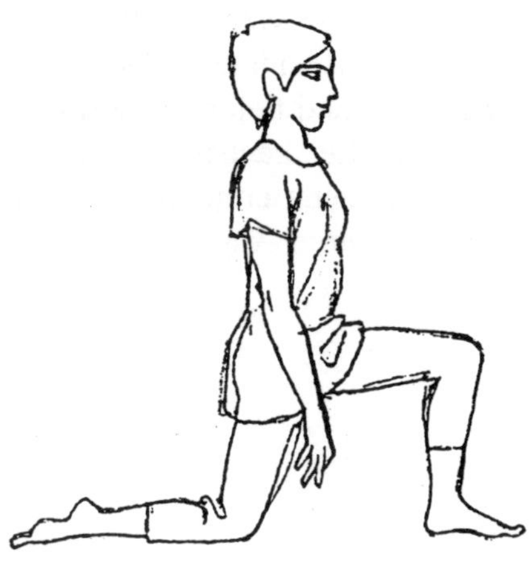

Abb. 87

Gut für:
Kräftigt die Beinmuskulatur und trainiert eine gute Beinstabilität sowie das Gleichgewicht. Fördert eine gesunde Körperhaltung. Korrigierende Stellung für das Becken und die Iliosakralgelenke. Dehnt die Hüftbeuge- und Streckmuskeln und vertieft die Atmung.

Vorsicht:
Bei Arthrosen (= Abnützungen im Gelenk) oder Meniskusschäden im Bereich der Kniegelenke führe die Übung nur so weit durch, daß sie keine Beschwerden verursacht, oder verzichte ganz auf die Übung.

BEIN HOCHZIEHEN IM STAND

Ausgangsstellung:
Stand mit aufrechtem Rücken. Nacken und Rücken sind in einer Linie.
Entspanne Dich kurz im Stehen und fühle bewußt die Atembewegungen im Bauch.

Atme tief ein und bringe Dein Gewicht auf das linke Bein.
Ausatmend hebe das rechte Bein gebeugt hoch und ziehe das Knie mit den Händen zum Körper. Bewege dabei Deine Schulterblätter etwas nach hinten. Der Oberkörper bleibt gerade, der Blick ist ebenfalls geradaus gerichtet.
Einatmend senke das Bein langsam wieder.
Wiederhole die Übung mit dem linken Bein.
3-5-mal mit jedem Bein.

Beachte:
Laß das am Boden stehende Bein im Kniegelenk nur ganz wenig gebeugt, während Du das andere Bein hochziehst. Atme etwas langsamer und tiefer als normal. Als Gleichgewichtshilfe kannst Du Dich auf einen Punkt konzentrieren, der in einiger Entfernung vor Dir in Augenhöhe liegt.

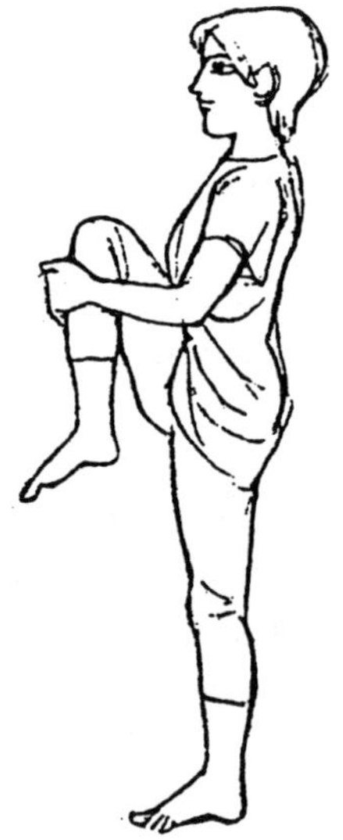

Abb. 88

Gut für:
Schult das Gleichgewicht, das Körperbewußtsein und die Konzentration. Verbessert die Fuß- und Beinstabilität. Dehnt die Hüftmuskeln und entspannt die Muskulatur im Bereich der Lendenwirbelsäule. Kräftigt den Rücken, besonders im Bereich der Schulterblätter, und fördert eine gute Körperhaltung. Korrigiert die Beckenstellung und wirkt entspannend auf die Iliosakralgelenke. Unterstützt eine gesunde Verdauung.

Beende die Übungsstunde wieder mit **PRANAYAM – NADI SODHAN Stufe 1**.
Führe nun 2 Runden durch.

Stufe 3

Entspannungs- und Atemübung

Lege Dich bequem auf den Rücken. Schließe Deine Augen und entspanne bewußt Deinen ganzen Körper. Bei Beschwerden im Bereich der Lendenwirbelsäule lege Dir ein Kissen unter die Knie. Bei Bedarf unterstütze Kopf und Nacken mit einem Kissen.

Lege nun die Hände seitlich des Brustbeins auf die oberen Rippen. Die Fingerspitzen liegen auf dem jeweiligen Schlüsselbein.
Fühle, wie sich bei der Einatmung die Rippen und die Schlüsselbeine etwas anheben und mit der Ausatmung wieder nach unten bewegen.
Diese Bewegung ist wesentlich kleiner als die Atembewegung im Bauch und bei den unteren Rippen.
10 Atemzüge lang.

Lege dann die Hände jeweils auf die rechte und linke untere Brustkorbseite und fühle das Heben und Senken der Rippen:
– bei der Einatmung dehnt sich der Brustkorb,
– bei der Ausatmung wird er wieder schmäler.
10 Atemzüge lang.

Abb. 89

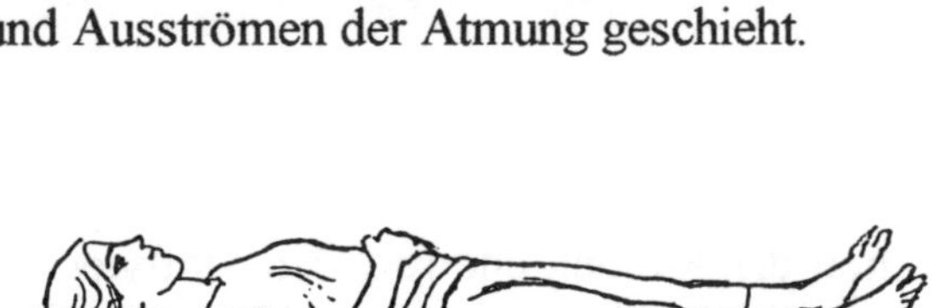

Lege eine Hand auf den Bauch und spüre das Heben und Senken der Bauchdecke, das durch das Ein- und Ausströmen der Atmung geschieht.
10 Atemzüge lang.

Abb. 90

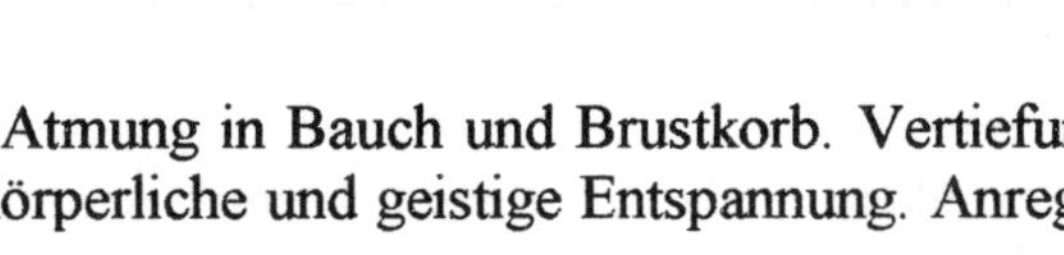

Gut für:
Bewußtmachen der Atmung in Bauch und Brustkorb. Vertiefung und Harmonisierung der Atmung. Körperliche und geistige Entspannung. Anregung des Stoffwechsels.

KÖRPER STRECKEN

Ausgangsstellung:
Rückenlage.

Einatmend hebe beide Arme und lege sie neben den Kopf auf den Boden.
Ziehe die Fußspitzen hoch und strecke nun den ganzen Körper: Fingerspitzen und Fersen bewegen sich voneinander weg. Auch die Spitze des Kopfes bewegt sich etwas nach oben, damit der Nacken lang wird.
Gleichzeitig bewege Deine Lendenwirbelsäule leicht in Richtung Boden, um ein „Hohlkreuz" zu vermeiden.
Ausatmend bewege die Arme wieder neben den Körper.
5-mal im Atemrhythmus.

Beachte:
Atme langsam und etwas tiefer.
Koordiniere die Bewegung mit der Atmung. Stelle Dir vor, daß die Einatmung Deine Arme hochhebt und den Körper streckt und die Ausatmung die Arme wieder zurückführt.
Während der Atempause findet keine Bewegung statt.

Abb. 91

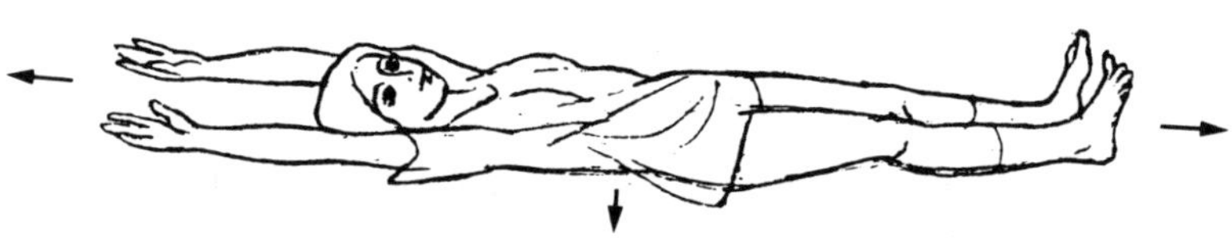

Gut für:
Harmonisiert und vertieft die Atmung und regt den Stoffwechsel an. Wirkt ausgleichend auf das Nervensystem und beruhigend auf Körper und Geist. Kann körperliche Anspannungen lösen und hat eine erfrischende Wirkung auf den ganzen Körper.

Vorsicht:
Ist die gestreckte Rückenlage in der Lendenwirbelsäule schmerzhaft, so führe die einseitige Körperstreckung mit einem aufgestellten Bein durch.

TORSION MIT EINEM BEIN IN RÜCKENLAGE

Variation a)

Ausgangsstellung:
Rückenlage. Der rechte Arm liegt ausgestreckt neben dem Kopf am Boden. Die linke Hand umfaßt das rechte gebeugte Knie.

Tief einatmen.
Ausatmend ziehe das rechte Knie in Richtung Deiner linken Schulter, bis Du eine leichte Dehnung an der Hinterseite des Hüftgelenks spürst.
Atme tief in Richtung der Dehnung *ein* und ziehe mit jeder *Ausatmung* das Knie etwas weiter nach links oben.
5 Atemzüge. Wiederhole die Übung dann mit dem linken Bein.

Abb. 92

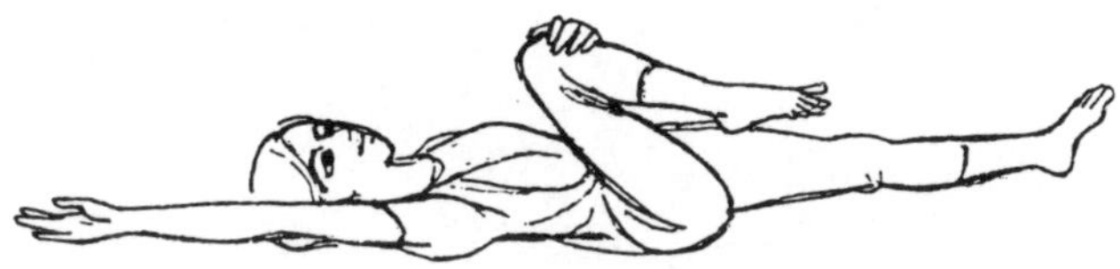

Variation b)

Ausgangsstellung:
Rückenlage. Der linke Arm liegt seitlich in Schulterhöhe gestreckt am Boden. Die rechte Hand umfaßt das linke gebeugte Knie. Der linke Fuß kann auf den rechten Oberschenkel oder außerhalb des rechten Oberschenkels am Boden abgestellt werden.

Tief einatmen.
Ausatmend ziehe mit der rechten Hand das linke Knie auf die rechte Seite (wenn es leicht und ohne Schmerzen möglich ist, bis zum Boden). Gleichzeitig drehe den Kopf auf die linke Seite.
Einatmend bewege langsam den Kopf und das Knie wieder zur Mitte.
3-mal im Atemrhythmus.
Wiederhole die Übung mit dem rechten Bein.

Abb. 93

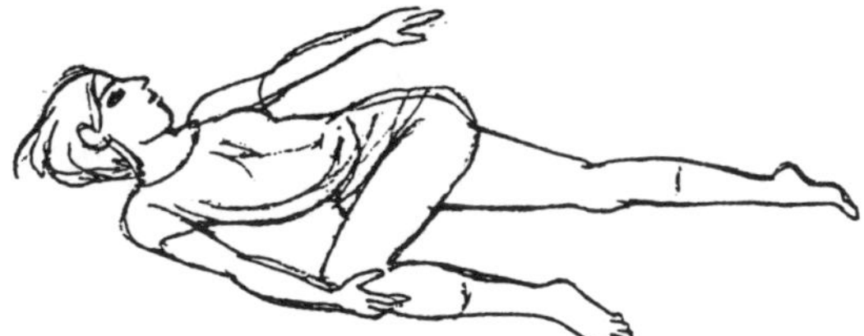

Fühle anschließend die entspannende Wirkung auf den Rücken nach.

Gut für:
Dehnt die hinteren Hüftmuskeln und wirkt entspannend auf den unteren Rückenbereich und die Iliosakralgelenke. Hilft gegen Ischiasbeschwerden. Entspannt die tiefliegenden Muskeln entlang der Wirbelsäule und hat eine vertiefende Wirkung auf die Atmung. Schult die Bewegungskoordination und wirkt außerdem verdauungsanregend.

Vorsicht:
Bereitet die Drehung des Kopfes Beschwerden (Schwindel oder Schmerzen im Nacken), so führe die Übung ohne Kopfdrehung durch. Bewege das Bein nur so weit, daß Du keine Schmerzen im Hüft- und Leistenbereich verspürst.

TORSION MIT GESTRECKTEN ÜBERSCHLAGENEN BEINEN IN BAUCHLAGE

Ausgangsstellung:
Bauchlage. Die Hände liegen aufeinander unterhalb der Stirn.
Das linke Bein liegt über dem rechten; beide Beine sind gestreckt.

Ausatmend drehe die Beine und das Becken nach rechts, bis die linke Ferse den Boden berührt.
Gleichzeitig drehe das Gesicht ebenfalls nach rechts.
Einatmend bewege Beine und Kopf wieder zur Mitte.
4-mal im Atemrhythmus, das 5..Mal verweile 5 Atemzüge in der Position.

Wiederhole die Übung auf die andere Seite, indem Du nun das rechte Bein über das linke legst und Beine und Kopf auf die linke Seite drehst.

Anschließend entspanne die Rückenmuskeln, indem Du einige tiefe Atemzüge machst und die Atmung bewußt in den Rücken lenkst.

Abb. 94

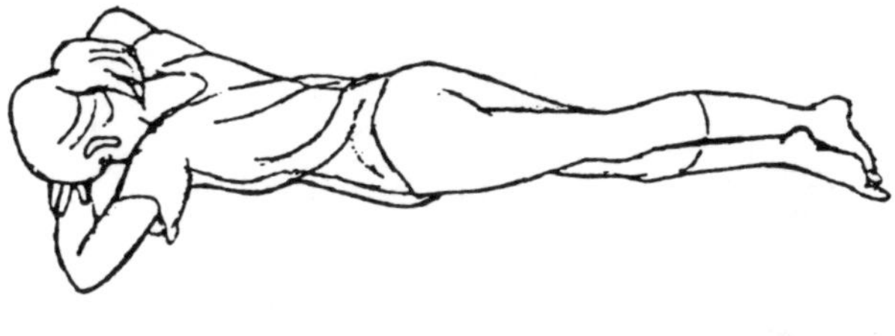

Gut für:
Entspannt die Rücken-, Nacken- und Hüftmuskulatur. Dehnt die seitlichen Bereiche des Rückens und fördert dadurch auch die Atmung in die gedehnte Körperseite. Wirkt mobilisierend auf den unteren Abschnitt des Brustkorbes und die Rippengelenke und vertieft daher auch die Atmung. Fördert die Bewegungskoordination.

BHUJANGASANA (KOBRA)

Ausgangsstellung:
Bauchlage. Die Hände sind neben den Schultern am Boden abgestützt.

Einatmend drücke das Becken (die Leisten) auf den Boden und hebe langsam den Kopf und den Oberkörper so hoch, wie es beschwerdefrei möglich ist. Das Becken muß dabei am Boden bleiben. Der Blick ist nach oben oder vorne gerichtet.
Bleibe kurz in der Position mit angehaltenem Atem.
Ausatmend senke langsam wieder den Oberkörper.
4-mal im Atemrhythmus, das 5. Mal bleibe 5-10 Atemzüge lang in der Position: Atme dabei tief ein und aus. Fühle den Atemstrom zwischen Nabel und Kehlkopf und versuche, die Streckung der Brustwirbelsäule mit jeder Ausatmung etwas zu vergrößern (anders ausgedrückt: schiebe mit jeder Ausatmung das Brustbein etwas weiter nach vorne).

Beachte:
Drücke die Leisten stets zum Boden und strecke die Ellbogen nur so weit, daß Dir das Heben des Oberkörpers keine Beschwerden bereitet. Drücke den Schultergürtel nach unten, so daß der Oberkörper nicht an Deinen Schultern „hängt". Bei *Bhujangasana* ist der Blick nach oben gerichtet und der Kopf nach hinten gestreckt. Hast Du Beschwerden in der Halswirbelsäule, so laß den Nacken lang und den Blick nach vorne gerichtet.

Abb. 95

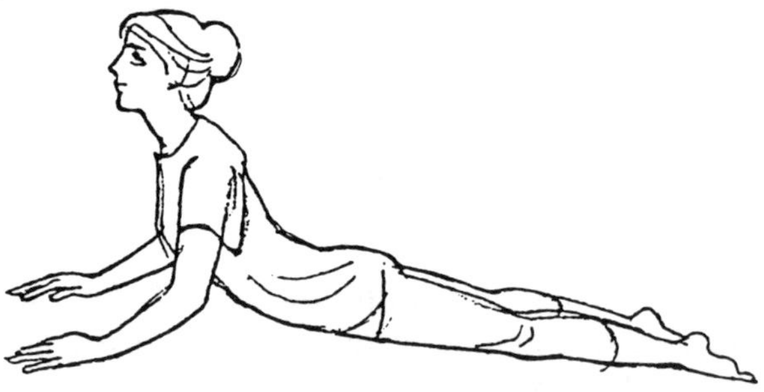

Gut für:
Kräftigt die Rücken- und Beckenmuskeln, sowie die Schultern und Arme. Dehnt die Hüftbeuge- und die Bauchmuskulatur. Fördert die Durchblutung des Rückens und wirkt einem Bandscheibenvorfall entgegen. Streckt besonders die Brustwirbelsäule, was einem Rundrücken entgegenwirkt und die Atmung vertieft. Die Position ist daher eine sehr wirkungsvolle, ausgleichende Position für Menschen mit „sitzendem

Beruf". Die Streckung der Körpervorderseite aktiviert den ganzen Körper, besonders die Funktion der Becken- und Bauchorgane. Harmonisiert das vegetative Nervensystem und wirkt daher einerseits sehr beruhigend bei Aufregung, Ärger oder Zorn, andererseits aktivierend bei Müdigkeit. Die Position wirkt außerdem gegen Angst und Unsicherheit.

Vorsicht:
Die Übung darf keine Schmerzen im Lendenwirbelbereich verursachen. Daher vermeide sie bei Instabilität der Lendenwirbelsäule (äußert sich durch Schmerzen bei der Streckung), bei akutem Bandscheibenvorfall und bei Osteoporose. Führe die Übung auch bei fortgeschrittener Hüftgelenkarthrose nicht durch.
Bei Bluthochdruck oder Herzerkrankungen führe die Übung nur dynamisch im Atemrhythmus durch und halte den Atem nicht an.

SHASHANKASANA (HASE)

Ausgangsstellung:
Fersensitz *(Vajrasana)*. Der Rücken ist gerade, der Nacken lang.

Einatmend hebe die Arme hoch und strecke den Oberkörper aus den Hüften heraus nach oben.
Ausatmend bewege Arme, Kopf und Rücken in einer Linie langsam nach unten, bis der Bauch auf den Oberschenkeln und Arme und Kopf am Boden liegen.

Entspanne Dich 10 Atemzüge lang in dieser Position und lenke bewußt die Atmung in den Rücken: Fühle, wie Dein ganzer Rücken bis zum Kreuzbein mit der Einatmung weit wird und mit der Ausatmung sich wieder ganz entspannt.

Gehe dann von dieser Position zur folgenden Übung über.

Abb. 96

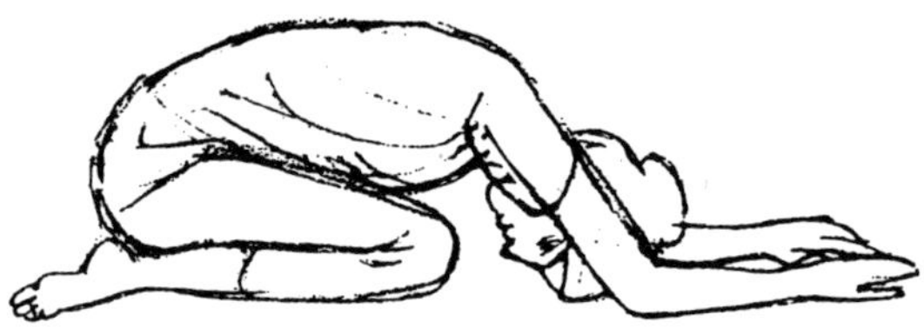

Gut für:
Kräftigt und entspannt den Rücken, Nacken und die Schultern und fördert eine gute Körperhaltung. Wirkt beruhigend auf Körper und Geist. Fördert die Konzentration und regt die Durchblutung im Kopfbereich an. Unterstützt eine gesunde Verdauung.

Vorsicht:
Bei hohem Blutdruck, erhöhtem Augendruck oder Schwindel darf die Übung nicht durchgeführt werden.

SHASHANKASANA MIT BEINSTRECKUNG

Ausgangsstellung:
Position von *Shashankasana*

Strecke das linke Bein nach hinten aus und stütze es mit den Zehen auf dem Boden. Die rechte Beckenseite soll dabei auf der rechten Fersen bleiben.

Einatmend strecke das linke Knie (die Zehen stützen sich weiterhin am Boden) und schiebe die Ferse vom Körper weg (dadurch unterstützt Du die Beinstreckung).
Ausatmend laß das Bein wieder locker.
4-mal im Atemrhythmus, das 5. Mal halte das Bein 5 Atemzüge lang in Streckung.
Wiederhole die Übung mit dem anderen Bein.

Abb. 97

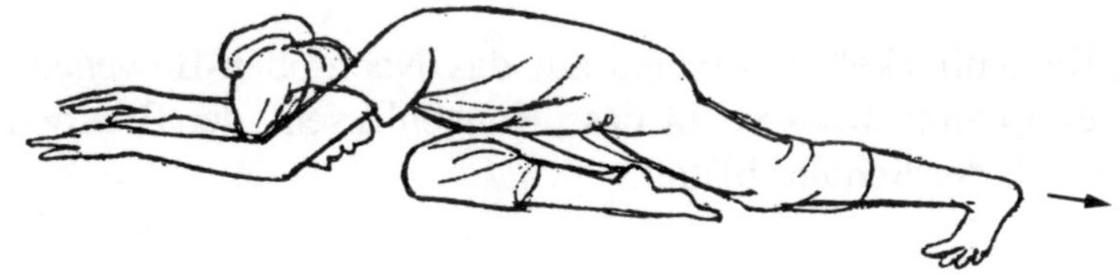

Gut für:
Wirkt korrigierend auf die Beckenstellung und auf die Iliosakralgelenke. Kräftigt die Gesäß- und Oberschenkelmuskeln. Dehnt die Hüftbeuge- und Wadenmuskulatur. Unterstützt die Verdauung.

Vorsicht:
Ist diese Position für die Knie zu belastend, dann führe die Übung nicht durch. Vermeide sie ebenfalls bei Schwindel, hohem Blutdruck oder erhöhtem Augendruck.

MARJARI (KATZE) – Variation

Ausgangsstellung:
Fersensitz (*Vajrasana*). Rücken und Nacken bilden eine Linie. Die Hände liegen auf den Oberschenkeln, die Augen sind geschlossen.
Fühle die Ein- und Ausatmung in Bauch und Rücken.

Einatmend hebe die Arme in Schulterhöhe und komme mit geradem Rücken in den Kniestand.
Ausatmend stütze die Unterarme auf den Boden. Die Ellbogen sind dabei unterhalb der Schultern. Oberarme und Oberschenkel befinden sich senkrecht zum Boden.
Mache den Rücken rund – „Katzenbuckel". Der Blick ist zum Bauchnabel gerichtet.
Einatmend strecke den Rücken durch und hebe den Kopf.
Führe den Wechsel von Beugung und Streckung des Rückens 3-mal durch.
Beende die Bewegung mit dem „Katzenbuckel".
Einatmend komme wieder in den Kniestand hoch.
Ausatmend nimm den Fersensitz ein.

Beachte:
Achte beim „Katzenbuckel" besonders auf das Nach-oben-Bewegen der Lendenwirbelsäule, beim Durchstrecken auf das „Hängenlassen" der Brustwirbelsäule besonders im Bereich der Schulterblätter.

Abb. 98

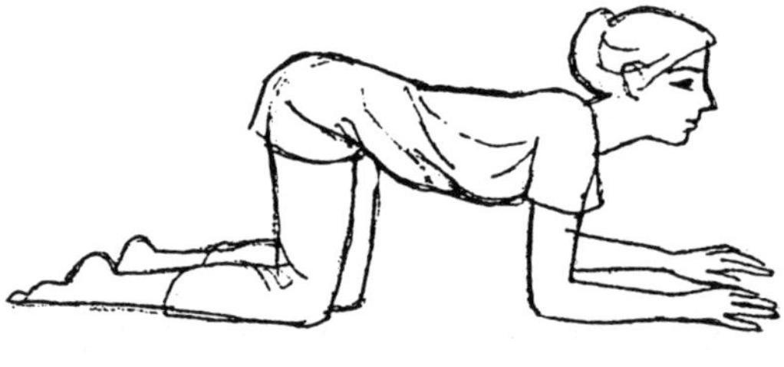

Gut für:
Verbessert die Beweglichkeit der Wirbelsäule. Diese Variation fördert besonders die Streckung der Brustwirbelsäule, was für eine gute Haltung sehr wichtig ist. Vertieft die Atmung in Brust- und Bauchraum und kräftigt das Zwerchfell. Entlastende Position für die Beckenorgane.

Vorsicht:
Diese Variation schützt die Lendenwirbelsäule vor zu starker Streckung. Trotzdem soll bei Osteoporose, nach akutem Bandscheibenvorfall oder bei instabiler Lendenwirbelsäule der Rücken nicht durchgestreckt werden. Bewege in diesem Fall den Rücken nur so weit nach unten, daß Rücken und Nacken eine gerade Linie bilden.

HÜFTGELENKSTRECKUNG

Ausgangsstellung:
Fersensitz *(Vajrasana)*. Du nimmst, wie bei der Übung vorher, wieder den Unterarmstütz ein. Hebe nun das rechte Bein gebeugt hoch und fasse mit der linken Hand den rechten Fuß. Der Blick ist zum Boden gerichtet.

Einatmend ziehen das rechte Bein nach oben.
Halte kurz die Position und den Atem.
Ausatmend senke das Bein wieder, die Hand hält aber weiterhin den Fuß.
3-mal im Atemrhythmus.
Wiederhole die Übung mit dem anderen Bein.

Beachte:
Hast Du in dieser Position Schwierigkeiten mit dem Gleichgewicht, so lege die abgestützte Hand näher zur Körpermittellinie. Du kannst auch den Kopf auf die Hand legen.

Abb. 99

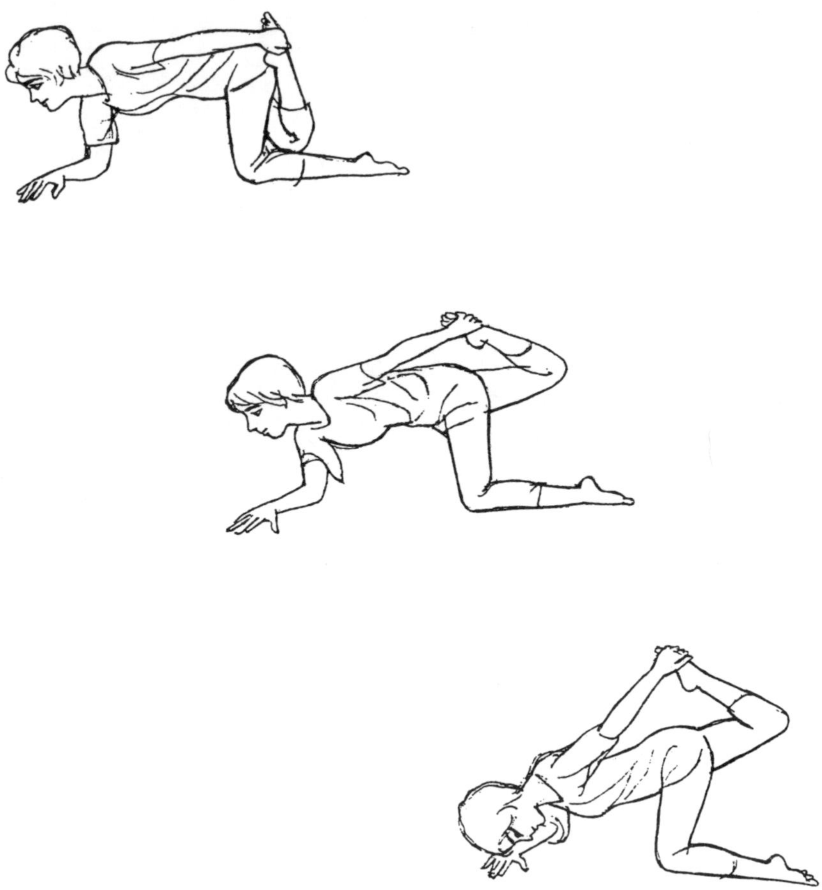

Gut für:
Wirkt korrigierend auf die Beckenstellung und die Iliosakralgelenke. Dehnt die vordere Hüftmuskulatur und verbessert die Durchblutung der Hüftgelenke. Fördert die Streckung der Wirbelsäule und vertieft die Atmung in den Bauch- und Brustraum. Die Übung ist daher eine sehr wichtige ausgleichende Position für Menschen, die viel sitzen. Trainiert die stabilisierende Muskulatur im Bereich der Schulterblätter, Schultergelenke und Hüften. Sie wirkt sich günstig auf die Beckenorgane aus.

Vorsicht:
Nach Leistenbruch oder Bauchoperationen darf diese Übung nicht durchgeführt werden. Ebenso soll sie bei Instabilität der Lendenwirbelsäule oder bei Osteoporose vermieden werden. Auf keinen Fall darf dabei ein Schmerz in der Lendenwirbelsäule ausgelöst werden.

VYAGHRASANA (TIGER)

Ausgangsstellung:
Fersensitz *(Vajrasana).* Die Hände liegen auf den Oberschenkeln.

Einatmend hebe die Arme bis in Schulterhöhe und komme in den Kniestand.
Ausatmend stütze mit den Händen unterhalb der Schultern auf den Boden, mache den Rücken rund und bewege das rechte Knie und die Stirn zueinander.
Einatmend strecke den Rücken durch und hebe das rechte Bein (mit gebeugtem Knie) und den Kopf nach oben.
Führe diese Bewegung 3-mal im Atemrhythmus durch und beende sie mit der *Ausatmung,* wobei sich Knie und Stirn zueinander bewegen.
Einatmend stelle das Knie auf den Boden und komme in den Kniestand.
Ausatmend nimm wieder *Vajrasana* ein und lege die Hände auf die Oberschenkel.
Wiederhole die Übung mit dem anderen Bein.

Abb. 100

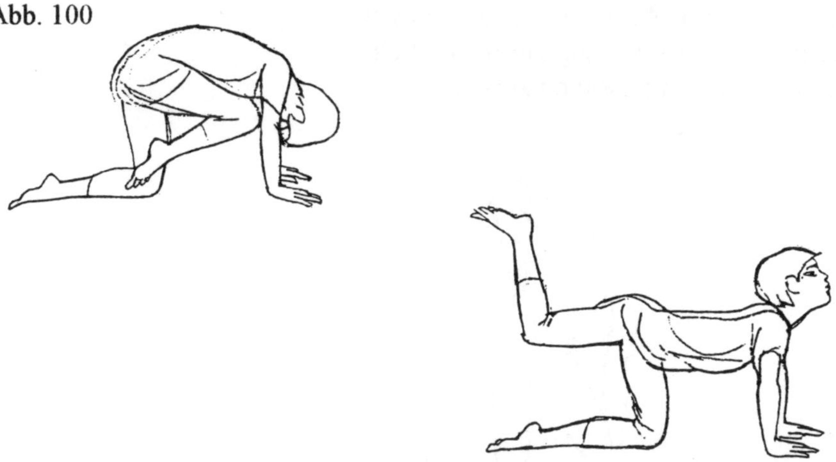

Entspanne Dich anschließend in der TIGERPOSE.

Gut für:
Wirkt korrigierend auf die Beckenstellung und stabilisierend auf die Iliosakralgelenke. Kräftigt die Hüftstreckmuskeln und fördert die Streckbewegung in den Hüftgelenken. Sie fördert außerdem die Beweglichkeit der Wirbelsäule und vertieft die Bauch-, Brust- und Rückenatmung. Unterstützt eine gesunde Verdauung und aktiviert die Nierentätigkeit sowie die Funktion aller Beckenorgane.

Vorsicht:
Bei Instabilität der Lendenwirbelsäule und bei Osteoporose soll das Bein nur bis zur Horizontalen gehoben werden.

TRIKONASANA (TRIANGEL)

Ausgangsstellung:
Stand in bequemer Grätsche. Der Rücken ist gerade und der Nacken in Verlängerung des Rückens. Die Bauch- und Gesäßmuskeln sind leicht angespannt, um das Becken aufzurichten und ein „Hohlkreuz" zu vermeiden. Die Schulter liegen entspannt auf dem Brustkorb.
Spüre die Ein- und Ausatembewegung im Bauch- und Brustraum.

Variation a)

Atme tief in den Bauch ein.
Ausatmend neige den Oberkörper auf die rechte Seite. Bewege die rechte Hand seitlich entlang des rechten Oberschenkels nach unten und gleichzeitig die linke Hand entlang der linken Brustkorbseite nach oben in Richtung Achsel. Der Blick ist zum linken Ellbogen gerichtet.
Einatmend kehre wieder zur Ausgangsstellung zurück.
Ausatmend wiederhole die Bewegung zur linken Seite.
Einatmend kehre zur Ausgangsstellung zurück.

Abb. 101

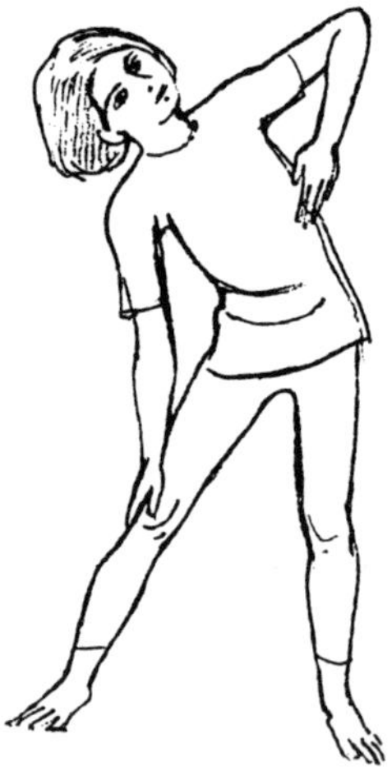

Variation b)

Einatmend hebe die Arme seitlich in Schulterhöhe hoch.
Ausatmend neige den Oberkörper auf die rechte Seite. Bewege die rechte Hand zur Außenseite des rechten Beines; der linke Arm zeigt nach oben. Drehe die linke Handfläche nach vorn und richte den Blick dorthin.
Einatmend richte den Oberkörper wieder auf; die Arme bleiben seitlich ausgestreckt.
Ausatmend senke die Arme neben den Körper ab.
Führe die Bewegung auch zur anderen Seite durch.

Abb. 102

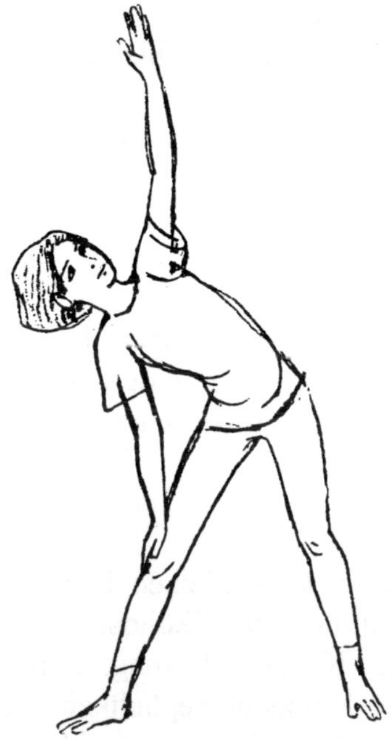

Variation c)

Einatmend hebe die Arme seitlich in Schulterhöhe hoch.
Ausatmend neige den Oberkörper auf die rechte Seite. Bewege die rechte Hand zur Außenseite des rechten Beines und den linken Arm gestreckt über den Kopf (der linke Oberarm liegt am linken Ohr). Der Blick ist nach vorne gerichtet.
Einatmend richte den Oberkörper wieder auf und strecke die Arme seitlich in Schulterhöhe aus.
Ausatmend senke die Arme neben den Körper ab.
Führe die Bewegung auch zur anderen Seite durch.

Abb. 103

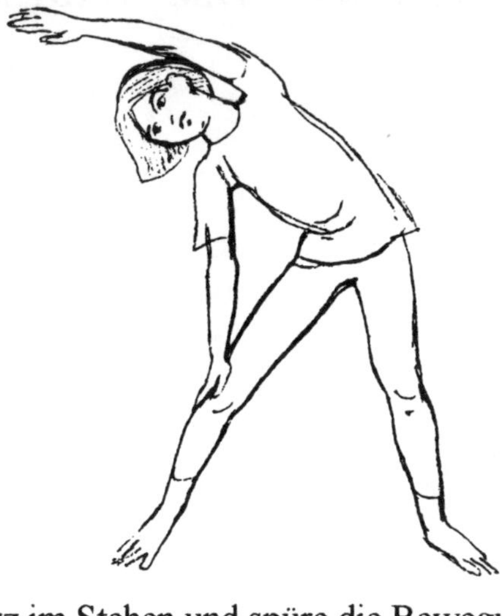

Entspanne Dich kurz im Stehen und spüre die Bewegungen Deines Atems.

Wiederhole die Variationen a), b) und c) und bleibe 3-5 Atemzüge in jeder seitlichen Position.
Nimm dabei die vermehrte Ausbreitung der Atemluft auf der gedehnten Seite bewußt wahr.

Beachte:
Achte auf eine seitliche Bewegung und beuge den Oberkörper nicht zusätzlich nach vorne. Es geht nicht darum, daß Du Dich möglichst weit nach unten bewegen kannst, sondern daß Du eine möglichst große Seitneigung durchführst.

Gut für:
Harmonisiert die Muskelspannung der seitlichen Rumpfmuskulatur und ist daher sehr hilfreich bei einer „Schiefhaltung", bei Skoliose (= seitliche Verkrümmung der Wirbelsäule) oder bei einseitiger Körperbelastung. Fördert die Beweglichkeit der Wirbelsäule zur Seite sowie die Rippenbeweglichkeit. Lenkt die Atmung zur gedehnten Brustkorbseite und unterstützt dadurch die Durchblutung des Bindegewebes, der Muskeln sowie der Organe in diesem Bereich.

Vorsicht:
Bei Problemen in der Halswirbelsäule kann das Drehen des Kopfes nach oben Beschwerden verursachen. In diesem Fall laß den Blick bei allen Variationen nach vorne gerichtet. Bleibe auch bei dieser Übung innerhalb der Schmerzgrenze.

Beende die Übungsstunde wieder mit **PRANAYAM – NADI SODHAN Stufe 1**.
Führe nun 3 Runden durch.

Stufe 4

Entspannungs- und Atemübung

Lege Dich bequem auf den Rücken und entspanne Dich körperlich und geistig. Bei Bedarf lege Dir ein Kissen unter Kopf, Nacken, Knie oder Lendenwirbelsäule.

Einatmend hebe den rechten Arm etwa 1 cm vom Boden ab.
Ausatmend lasse den Arm ganz entspannt auf den Boden fallen.
Wiederhole die Bewegung noch einmal.
Mache das gleiche 2-mal mit dem linken Arm, dem rechten und dem linken Bein, im Rhythmus Deiner Atmung.
Führe anschließend 5 tiefe Atemzüge durch und entspanne den ganzen Körper mit jeder Ausatmung etwas tiefer.

Abb. 104

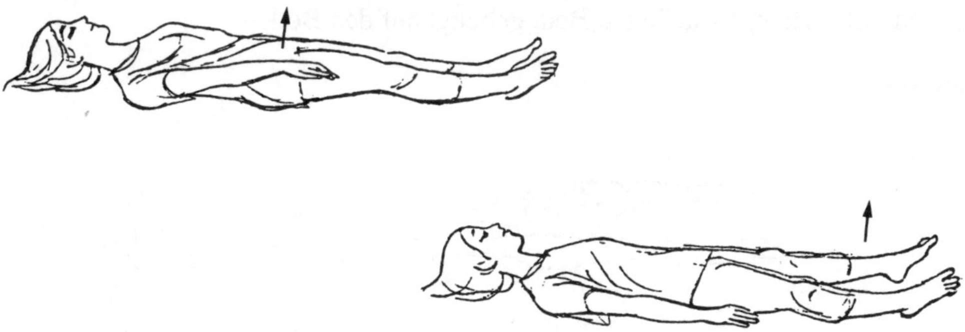

Lege nun eine Hand auf den Bauch, die zweite Hand auf den Brustkorb und nimm die *Yoga-Vollatmung* bewußt wahr:

- bei der *Einatmung* hebt sich erst die Bauchdecke und dann der Brustkorb,
- bei der *Ausatmung* senkt sich erst der Brustkorb und dann die Bauchdecke.

Fühle diese Atembewegung 10 Atemzüge lang.

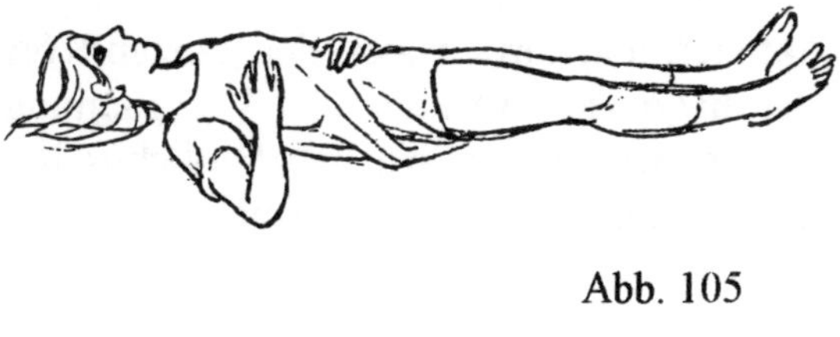

Abb. 105

DIAGONALES STRECKEN

Ausgangsstellung:
Rückenlage

Einatmend hebe beide Arme und führe sie bis zum Boden neben den Kopf.
Strecke den rechten Arm und die linke Ferse von der Körpermitte weg und bewege dabei die Lendenwirbelsäule zum Boden.
Ausatmend löse die diagonale Streckung wieder, laß aber die Arme neben dem Kopf.
3-mal im Atemrhythmus.
Wiederhole die Übung mit dem linken Arm und dem rechten Bein.

Beachte:
Bereitet Dir die Rückenlage mit gestreckten Beinen Beschwerden im Bereich der Lendenwirbelsäule, so stelle ein Bein gebeugt auf den Boden.

Abb. 106

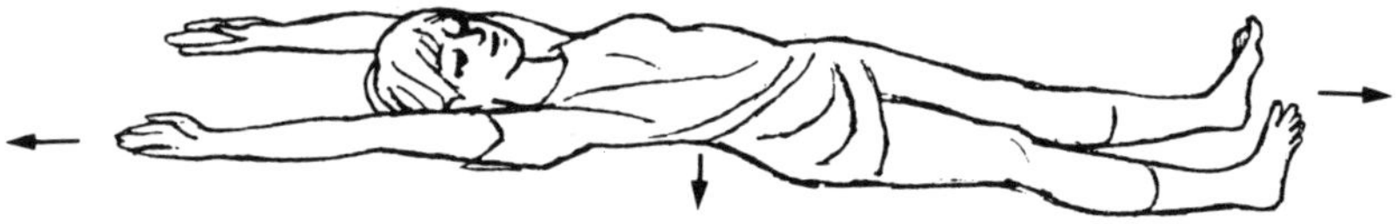

Anschließend strecke den ganzen Körper durch und rolle den gestreckten Körper einige Male nach links und rechts.

Gut für:
Aktiviert und harmonisiert den ganzen Körper und vertieft die Atmung.
Die diagonale Streckung löst Verspannungen im Körper. Das Rollen des gestreckten Körpers fördert ein ganzheitliches Körperbewußtsein und bringt die Muskelspannung des Körpers ins Gleichgewicht.

KOPF HEBEN AUS DER RÜCKENLAGE

Ausgangsstellung:
Rückenlage. Die Hände sind hinter dem Kopf verschränkt.

Variation a)

Atme tief ein.
Ausatmend bewege durch die Anspannung der Bauchmuskeln die Lendenwirbelsäule zum Boden und hebe den Kopf und den Schultergürtel mit Hilfe der Arme hoch. Die Ellbogen zeigen dabei zu den Fußspitzen.
Einatmend kehre langsam wieder zur Ausgangsstellung zurück und löse erst dann die Anspannung der Bauchmuskeln.
5-mal im Atemrhythmus.

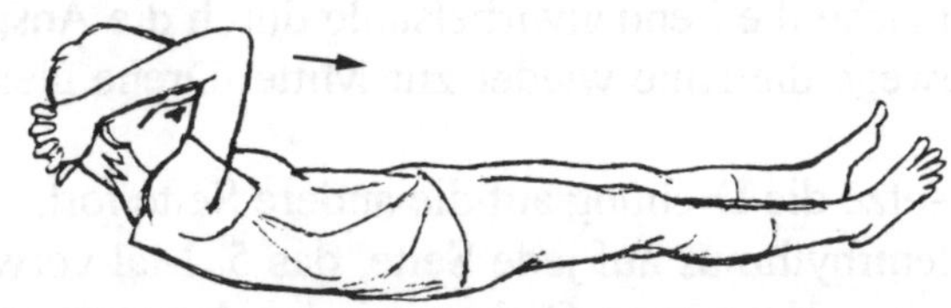

Abb. 107

Variation b)

Wie Variation a), nur hebe diesmal den Kopf und Schultergürtel schräg nach oben, so daß der rechte Ellbogen zur linken Fußspitze weist.
5-mal im Atemrhythmus.

Wiederhole die Übung, hebe aber nun den Kopf und Schultergürtel zur anderen Seite hoch, so daß der linke Ellbogen zur rechten Fußspitze weist.
5-mal im Atemrhythmus.

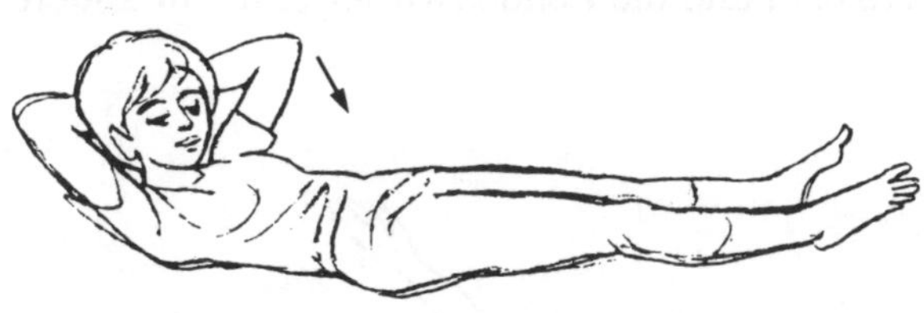

Abb. 108

Entspanne anschließend die Bauchmuskeln durch einige tiefe Atemzüge in den Bauch.

Gut für:
Dehnt die Nackenmuskeln und kräftigt die geraden und schrägen Bauchmuskelzüge. Wirkt vertiefend auf die Atmung.

Vorsicht:
Bei Schmerzen oder Instabilität im Bereich der Lendenwirbelsäule (wenn die Lendenwirbelsäule beim Heben des Kopfes nicht am Boden gehalten werden kann), mache die Übung mit aufgestellten Beinen.

TORSION IN RÜCKENLAGE

Ausgangsstellung:
Rückenlage. Die Arme liegen seitlich in Schulterhöhe gestreckt am Boden. Die Handflächen sind nach oben gerichtet. Die Beine sind gebeugt und die Fußsohlen stehen am Boden.

Variation a)

Die Beine sind geschlossen.
Atme tief ein und mache Deinen Nacken lang.
Ausatmend bewege beide Knie auf die rechte Seite und drehe gleichzeitig den Kopf nach links.
Einatmend mache die Lendenwirbelsäule durch die Anspannung der Bauchmuskeln rund und bewege die Knie wieder zur Mitte. Drehe gleichzeitig auch den Kopf zur Mitte.
Ausatmend setze die Drehung auf die andere Seite fort.
4-mal im Atemrhythmus auf jede Seite, das 5. Mal verweile 5 Atemzüge in der gedrehten Position. Entspanne Dich mit jeder Ausatmung etwas mehr und fühle die Atembewegung besonders auf der gedehnten oberen Seite.

Beachte:
Führe die Drehung langsam und mit Hilfe Deiner Bauchmuskeln durch. Diese wirken bremsend bei der Drehung der Beine auf die Seite und haben die Hauptarbeit bei der Bewegung zur Mitte. Spüre ganz bewußt, wie Du von einer Beckenseite über das Kreuzbein und die Lendenwirbelsäule zur anderen Beckenseite rollst.

Abb. 109

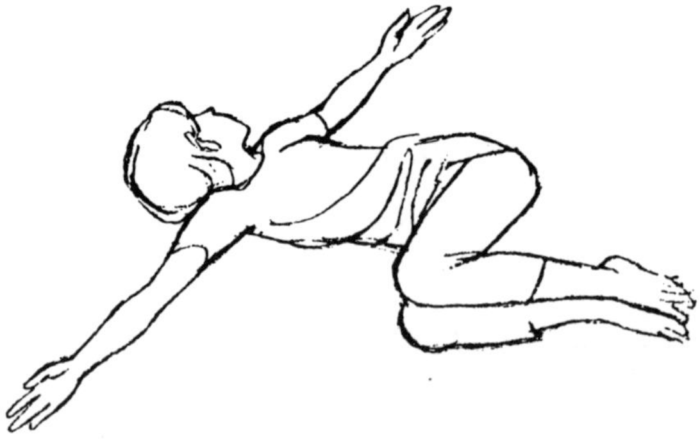

Variation b)

Wie Variation a), nur stehen diesmal die Füße zirka einen halben Meter auseinander am Boden.
Am Ende der Drehung befindet sich ein Knie bei (bzw. in der Nähe) der Ferse des anderen Fußes.
5-mal im Atemrhythmus zu jeder Seite.

Abb. 110

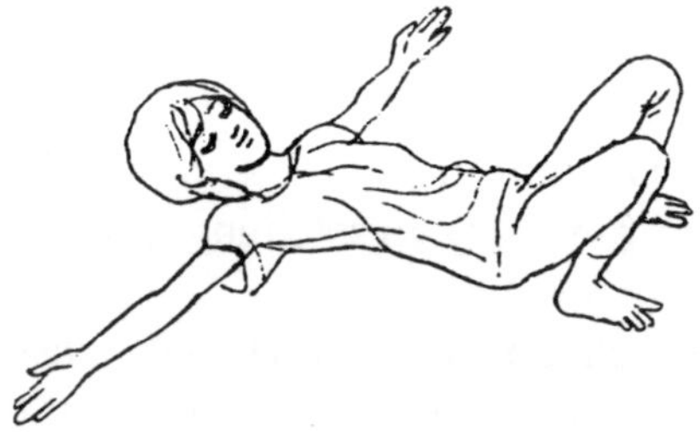

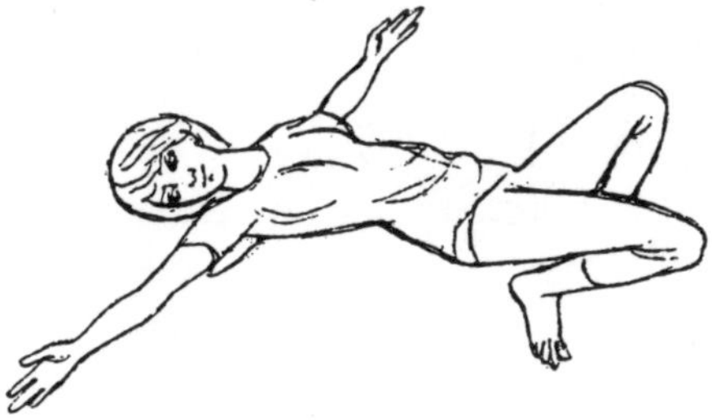

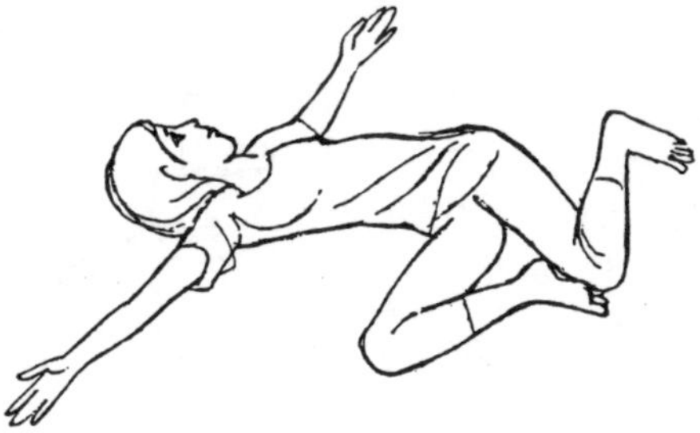

Gut für:
Variation a) wirkt entspannend auf die Rumpf- und Nackenmuskeln – besonders auf die schrägverlaufenden, tiefliegenden Rückenmuskeln entlang der Wirbelsäule und auf die schrägen Bauchmuskelzüge. Aktiviert die beckenstabilisierende Muskulatur. Entspannt auch die Organe im Becken- und Bauchraum.

Variation b) wirkt besonders entspannend und durchblutend auf die Hüftgelenke und fördert ihre Beweglichkeit. Sie dehnt die Muskeln, die die Hüftgelenke nach innen und außen drehen. Wirkt außerdem entspannend auf die Iliosakralgelenke.

DYNAMISCHE ENTSPANNUNG IN RÜCKENLAGE

Ausgangsstellung:
Rückenlage

Einatmend schließe die Finger zu einer festen Faust, beuge die Arme ein wenig, drücke die Ellbogen nach unten und hebe die Brustwirbelsäule vom Boden ab. Strecke den Kopf nach hinten. (Hals- und Brustwirbelsäule bilden eine Brücke, deren Pfeiler der Hinterkopf und das Becken sind.) Winkle die Beine etwas an, beuge die Zehen und drücke die Fersen nach unten. Spanne auch die gesamte Gesichtsmuskulatur an.
Halte kurz diese Spannung und den Atem.
Ausatmend kehre wieder in die Ausgangsstellung zurück und atme 3-mal tief ein und aus.
Führe die Übung 3-mal durch und entspanne Dich anschließend in Rückenlage. Fühle die Wirkung der Übung auf Deinen Körper und auf die Atmung nach.

Abb. 111

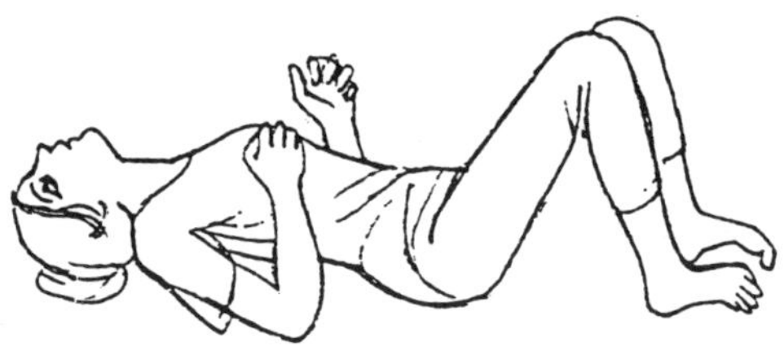

Gut für:
Entspannt den ganzen Körper und die Atmung. Aktiviert und harmonisert den Fluß der Lebensenergie.

Vorsicht:
Bei Beschwerden oder Instabilität in der Hals- oder Lendenwirbelsäule soll die Übung nicht durchgeführt werden.
Bei Herzschwäche, hohem Blutdruck oder erhöhtem Augendruck soll man nicht mit angehaltenem Atem in der Position verweilen.

TORSION IN BAUCHLAGE

Ausgangsstellung:
Bauchlage. Die Stirn liegt auf den Händen.
Die Knie sind rechtwinkelig angebeugt, so daß die Fußsohlen nach oben weisen.

Variation a)

Die Beine sind geschlossen.
Atme tief ein.
Ausatmend bewege beide Füße nach rechts – wenn es leicht möglich ist, bis zum Boden. Die linke Beckenseite hebt sich dabei ab. Gleichzeitig drehe den Kopf ebenfalls nach rechts.
Einatmend bewege Kopf und Füße wieder zur Mitte und drücke die Leisten zum Boden.
Ausatmend setze mit der Drehung auf die andere Seite fort.
4-mal im Atemrhythmus zu jeder Seite. Das 5. Mal bleibe 5 Atemzüge lang in der gedrehten Position. Entspanne Dich mit jeder Ausatmung etwas mehr und fühle die Atembewegungen besonders auf der gedehnten oberen Seite.

Abb. 112

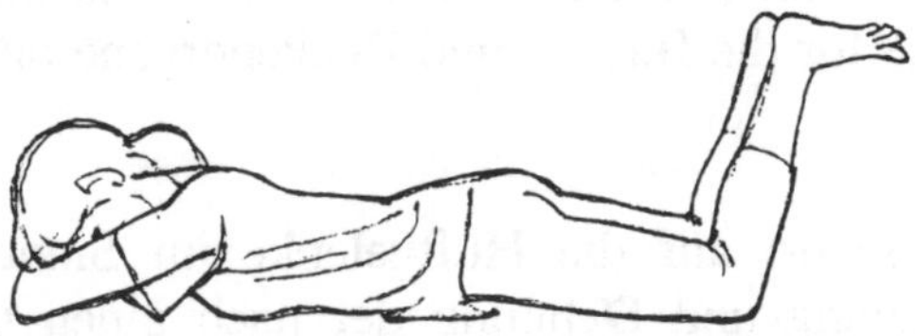

Variation b)

Wie Variation a), nur sind diesmal die Bein zirka einen halben Meter auseinander. Bei der Drehung bewegt sich die Ferse zum anderen Knie.
5-mal im Atemrhythmus auf jede Seite.

Abb. 113

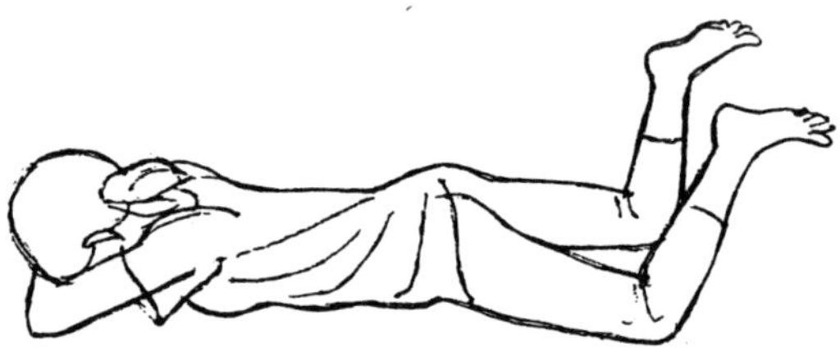

Gut für:
Variation a) entspannt und aktiviert die schrägen Nacken-, Rücken- und Bauchmuskelzüge. Mobilisiert die Brustwirbelsäule und die Rippenbeweglichkeit und wirkt daher auch vertiefend auf die Atmung. Wirkt korrigierend auf die Beckenstellung. Wirkt wie eine Massage für die Bauch- und Beckenorgane und fördert die Verdauung.

Variation b) wirkt vermehrt auf die Hüftgelenke im Sinne von Förderung der Durchblutung, Entspannung und Dehnung der nach innen und außen drehenden Hüftmuskulatur. Wirkt außerdem entspannend auf die Iliosakralgelenke.

Vorsicht:
Falls die Übung bei fortgeschrittener Hüftgelenkarthrose oder instabiler Lendenwirbelsäule schmerzhaft ist, soll sie nicht durchgeführt werden.

DYNAMISCHE ENTSPANNUNG IN BAUCHLAGE

Ausgangsstellung:
Bauchlage. Die Stirn liegt auf den Händen.

Einatmend hebe Beine, Arme und Kopf etwas vom Boden.
Halte kurz die Position und den Atem.
Ausatmend komme wieder in die Ausgangsstellung zurück und mache 3 tiefe Atemzüge, die Du besonders in den Rücken lenkst.
Führe die Übung 3-mal durch.

Entspanne Dich anschließend in Bauchlage und fühle die Wirkung der Übungen auf den Körper und die Atmung nach.

Gut für:
Durchblutet und entspannt die Nacken-, Rücken- und Beckenmuskulatur und wirkt vertiefend auf die Atmung.

Vorsicht:
Bei Instabilität und Schmerzen in der Lendenwirbelsäule oder bei fortgeschrittener Hüftgelenkarthrose soll diese Übung nicht durchgeführt werden.
Bei hohem Blutdruck, erhöhtem Augendruck oder bei Herzschwäche soll die Position und der Atem nicht gehalten werden.

Die folgenden Asanas sind Positionen aus der Übungsreihe ***Khatu Pranam***, die in einer späteren Stufe als zusammenhängende Übungsfolge geübt wird.

ARME STRECKEN IM FERSENSITZ (1. Position)

Ausgangsstellung:
Fersensitz.

Einatmend lege die Handflächen aneinander und hebe die Arme gestreckt nach oben.
Strecke den ganzen Oberkörper aus den Hüften heraus weit nach oben.
Der Blick ist nach vorn gerichtet.
Bleibe 5 Atemzüge lang in dieser Position und nimm bewußt den Atemstrom zwischen Nabel und Kehlkopf wahr.

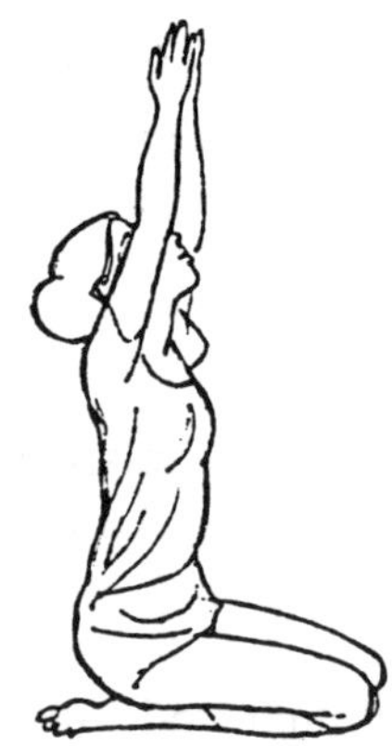

Abb. 114

Anschließend gehe in die 2. Position über:

SHASHANKASANA (HASE)

Drehe die Handflächen nach vorn und bewege den Oberkörper *mit der Ausatmung* langsam nach unten, bis der Bauch auf den Oberschenkeln liegt und Kopf und Arme entspannt auf die Unterlage gelegt werden können. Bei der Bewegung nach unten soll der Rücken möglichst gerade und in einer Linie mit dem Nacken und den Armen sein.
Bleibe 10 Atemzüge lang in der Position und spüre die Atembewegungen besonders im Rücken. Entspanne Deinen ganzen Körper.

Abb. 115

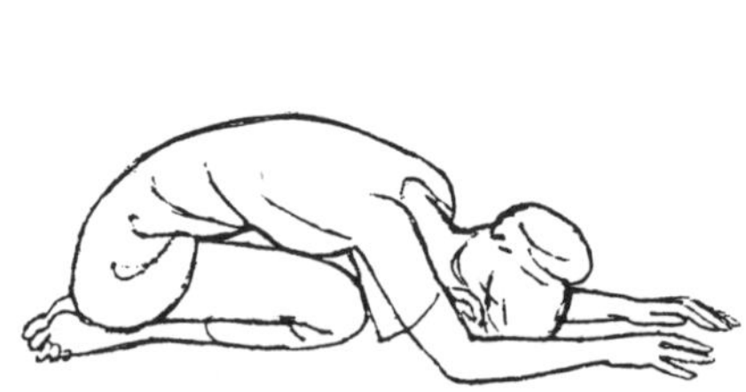

Vorsicht:
Bei hohem Blutdruck, erhöhtem Augendruck oder Schwindel soll diese Position nur kurz eingenommen werden.

Nimm anschließend die 3. Position ein:

RAUPE

Stütze die Hände vor Dir am Boden auf und bewege den Oberkörper so weit nach vorne, bis das Kinn und das Brustbein in Höhe der Hände am Boden liegen. Das Becken bleibt in der Luft, die Zehen sind aufgestellt. Fühle die Streckung der gesamten Wirbelsäule und atme 5-mal tief ein und aus.

Abb. 116

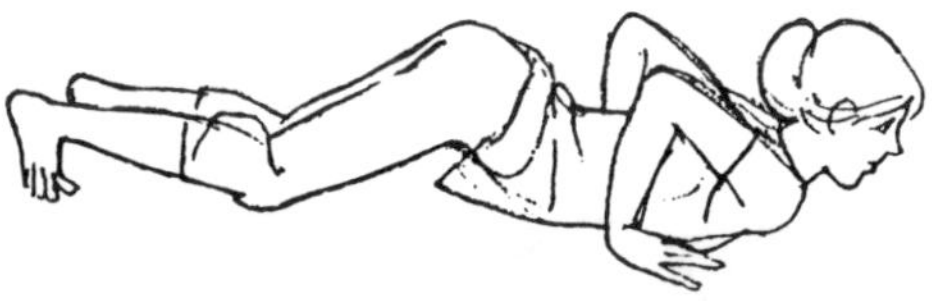

Gehe anschließend zur 4. Position über:
BHUJANGASANA (KOBRA)

Einatmend drücke die Leisten zum Boden und hebe den Oberkörper hoch. Der Blick ist nach oben gerichtet. Das Becken bleibt am Boden, die Schultern sind nach unten gedrückt, die Füße liegen flach am Boden.
Bleibe 5 Atemzüge lang in dieser Position und nimm bewußt den Atemstrom zwischen Nabel und Kehlkopf wahr.

Beachte:
Bei Problemen in der Halswirbelsäule soll der Kopf nicht nach hinten gestreckt werden. In diesem Fall soll der Blick nach vorne gerichtet sein.

Abb. 117

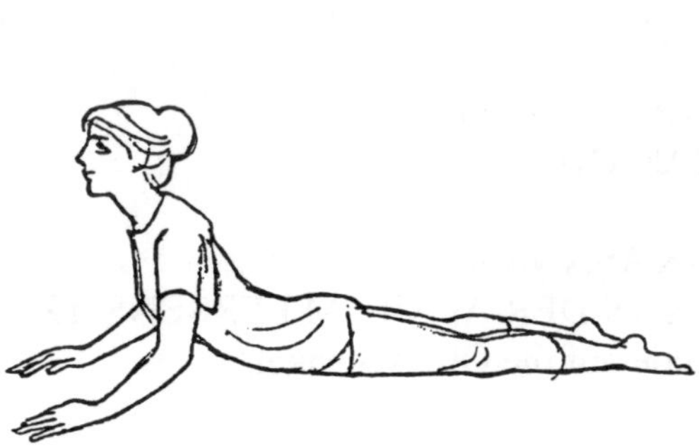

Vorsicht:
Bei Instabilität der Lendenwirbelsäule, Hüftarthrose oder Osteoporose soll die Übung vorsichtig durchgeführt werden. Bereitet sie Schmerzen, soll sie vermieden werden.

Gehe anschließend in die 5. Position über:

BERG

Ausatmend stelle die Zehen auf und hebe das Becken nach oben. Laß die Knie ganz gestreckt. Bringe das Körpergewicht zu den Füßen, so daß die ganzen Fußsohlen am Boden stehen und der Rücken eine gerade Linie bildet. Der Kopf hängt entspannt nach unten.
Bleibe 5 Atemzüge lang in dieser Position.

Abb. 118

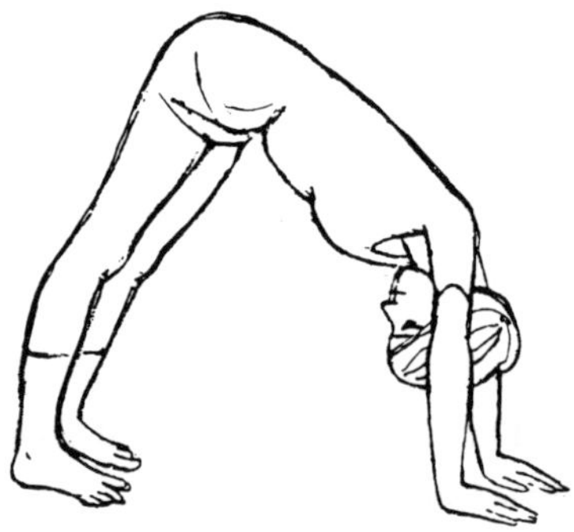

Vorsicht:
Bei hohem Blutdruck, erhöhtem Augendruck oder Schwindel soll diese Position nur kurz eingenommen oder ganz vermieden werden.

Nimm anschließend wieder die Positionen
– *einatmend* BHUJANGASANA
– dann die RAUPE
– *ausatmend* SHASHANKASANA und
– *einatmend* das STRECKEN DER ARME IM FERSENSITZ ein;
– *ausatmend* lege die Hände auf die Oberschenkel.

Verbleibe wieder 5 Atemzüge lang in jeder Position.

Entspanne Dich nun und fühle die Wirkungen der Asanas nach.

Gut für:

Position 1: Arme hochstrecken im Fersensitz
Kräftigt die Rücken- und Schultermuskeln und fördert eine aufrechte Körperhaltung. Dehnt die seitlichen Muskeln des Oberkörpers und entspannt die Atemmuskulatur. Wirkt vertiefend auf die Atmung.

Position 2: Shashankasana (Hase)
Entspannt und durchblutet die Rücken-, Nacken-, Schulter- und Gesichtsmuskulatur. Durchblutet den Kopf, die Augen und das Gehirn. Beruhigt und fördert die Konzentration. Wirkt wie eine Massage auf die Bauchorgane und unterstützt daher eine gesunde Verdauung. Fördert die Atmung in den Rücken.

Position 3: Raupe
Streckt die Wirbelsäule und wirkt gegen Rundrücken. Stärkt das Zwerchfell und aktiviert die Bauchatmung.

Position 4: Bhujangasana (Kobra)
Kräftigt die Rücken- und Beckenmuskeln, streckt die Wirbelsäule und dehnt die Vorderseite des Oberkörpers. Wirkt gegen Rundrücken. Befreit von Ängsten und fördert das Selbstbewußtsein. Wirkt vertiefend auf die Atmung und aktiviert die Funktion der Bauch- und Beckenorgane. Vorbeugend gegen Bandscheibenvorfall.

Position 5: Berg
Fördert die Durchblutung im Kopfbereich und hat daher eine positive Wirkung auf die Sehkraft und die Konzentrationsfähigkeit. Kräftigt die Rücken- und Armmuskeln und dehnt die Wadenmuskulatur. Kräftigt das Zwerchfell und fördert die Bauchatmung.

2. STUFE VON PRANAYAM – **NADI SODHAN 2**

Nimm eine bequeme Sitzposition ein.
Schließe die Augen und entspanne Deinen Körper. Die Hände liegen auf den Oberschenkeln oder Knien mit den Handflächen nach oben gerichtet. Daumen und Zeigefinger berühren einander.

Konzentriere Dich einige Minuten auf die normale Atmung.

Lege nun den Zeige- und Mittelfinger der rechten Hand auf die Stirn zwischen die Augenbrauen.
Verschließe mit dem Daumen das rechte Nasenloch und atme durch das linke Nasenloch tief, aber entspannt ein.
Verschließe mit dem vierten Finger das linke Nasenloch und atme durch das rechte Nasenloch lang aus.
Das ist eine Runde.

Führe 20 Runden durch.
Nach 20 Runden lege die Hand zurück auf das Knie und nimm den normalen Atem wahr.

Dann lege wieder den rechten Zeige- und Mittelfinger auf das Zentrum zwischen den Augenbrauen.
Verschließe mit dem vierten Finger das linke Nasenloch und atme durch das rechte Nasenloch ein.
Verschließe mit dem Daumen das rechte Nasenloch und atme durch das linke Nasenloch aus.

Führe 20 Runden durch.
Lege dann wieder die Hand auf das Knie und konzentriere Dich auf den normalen Atem.

Stufe 5

Entspannungs- und Atemübung

Lege Dich bequem auf den Rücken.
Fühle Deinen ganzen Körper und entspanne jeden Körperteil ganz bewußt.

Anschließend lege die rechte Hand auf den Bauch und die linke Hand auf den Brustkorb. Mache Dir nun die Bewegungen von Bauch- und Brustkorb bewußt, die durch die *Yoga-Vollatmung* zustande kommen:

– mit der *Einatmung* hebt sich die Bauchdecke und dann das Brustbein
– mit der *Ausatmung* senkt sich das Brustbein und dann die Bauchdecke.

Mache Dir diese Atembewegung 10 Atemzüge lang bewußt.

Lege nun die Hände jeweils rechts und links ganz seitlich auf die unteren Rippen. Fühle nun die seitliche Ausdehnung des Brustkorbs bei der Einatmung und die Verschmälerung des Brustkorbs bei der Ausatmung.

Nimm die Bewegungen der Rippen 10 Atemzüge lang bewußt wahr.

Anschließend schiebe die Hände unter den Rücken. Beuge die Beine, so daß die Fußsohlen am Boden stehen. Nun lenke das Bewußtsein auf die Atmung in den Rücken:
Spüre, wie der Rücken bei der Einatmung breiter wird und bei der Ausatmung schmäler.

Nimm die Atembewegungen im unteren Teil des Rückens 10 Atemzüge lang wahr.

Lege die Arme wieder neben den Körper und fühle bei der Einatmung die Dehnung des vorderen, seitlichen und hinteren Bereiches des Bauch- und Brustraumes sowie die anschließende Verschmälerung, die durch die Ausatmung geschieht.

Gut für:
Fördert eine gute Belüftung aller Bereiche der Lungen und unterstützt dadurch eine gesunde Stoffwechselfunktion.

TORSION IN SEITENLAGE

Ausgangsstellung:
Seitenlage links. Der Kopf liegt auf dem gebeugten linken Arm. Die rechte Hand ist vor dem Körper am Boden abgestützt.

Variation a)

Die Beine liegen gestreckt aufeinander. Kopf, Rücken und Beine sind in einer Linie. Die Fußspitzen weisen nach vorn.

Einatmend drehe die gestreckten Beine nach rechts, bis die Fußspitzen nach oben weisen.
Ausatmend drehe die Beine nach links, bis die Zehen am Boden stützen.
3-mal im Atemrhythmus.

Abb. 119

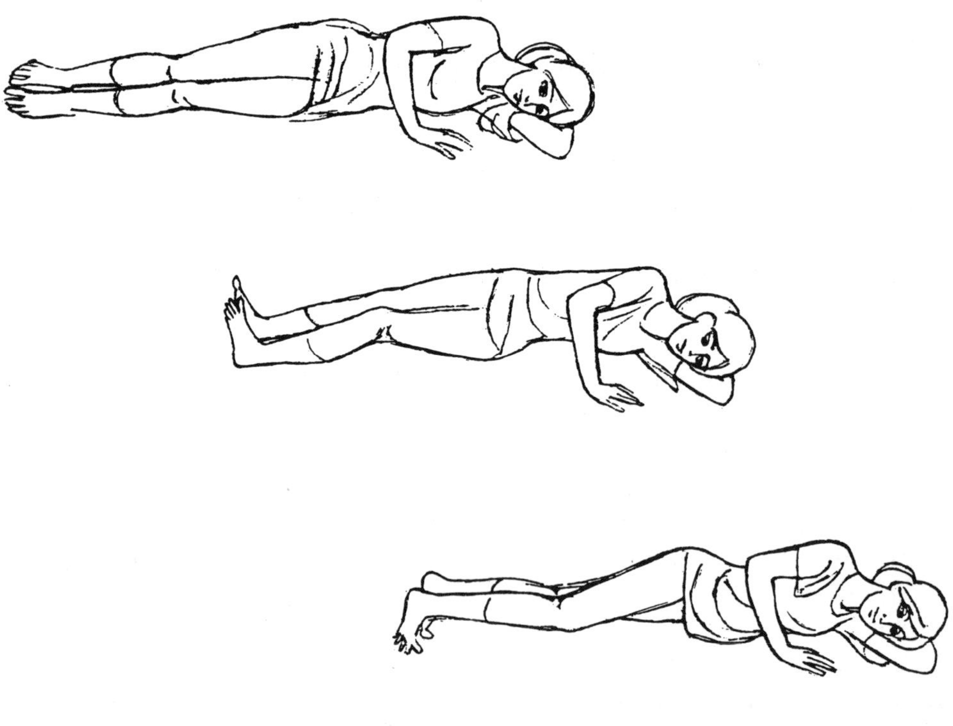

Variation b)

Die Oberschenkel bleiben in einer Linie mit dem Oberkörper, die Unterschenkel werden nach hinten bewegt, bis sie im rechten Winkel zu den Oberschenkeln liegen.

Einatmend hebe die Knie soweit nach oben, bis die Fußsohlen am Boden stehen.
Ausatmend bewege die Knie so weit nach unten, bis die Fußsohlen nach oben weisen.
3-mal im Atemrhythmus.

Beachte:
Die rechte Hand bleibt während der gesamten Übung am Boden liegen.

Abb. 120

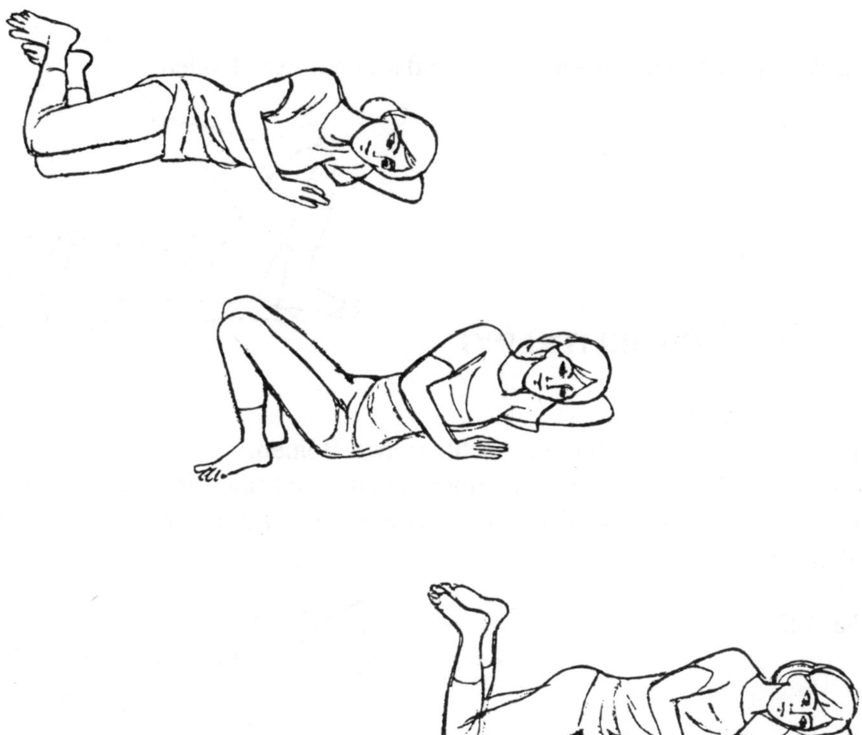

Wiederhole die Übung auf der rechten Seite.

Gut für:
Fördert die Stabilisation des Körpers. Wirkt korrigierend auf Verdrehungen des Becken- und Schultergürtels.

SCHMETTERLING IN RÜCKENLAGE

a) HALBER SCHMETTERLING

Ausgangsstellung:
Rückenlage mit aufgestellten Beinen.

Lege den rechten Fuß auf den linken Oberschenkel.
Bewege das rechte Knie entspannt und in raschem Tempo (gleich dem Flügelschlag eines Schmetterlings) auf und ab.
Unterstütze die Abwärtsbewegung durch sanften Druck mit der rechten Hand.
Führe die Bewegung 30-50-mal durch und wiederhole die Übung mit dem anderen Bein.

Beachte: Beide Beckenseiten bleiben dabei auf dem Boden .

Abb. 121

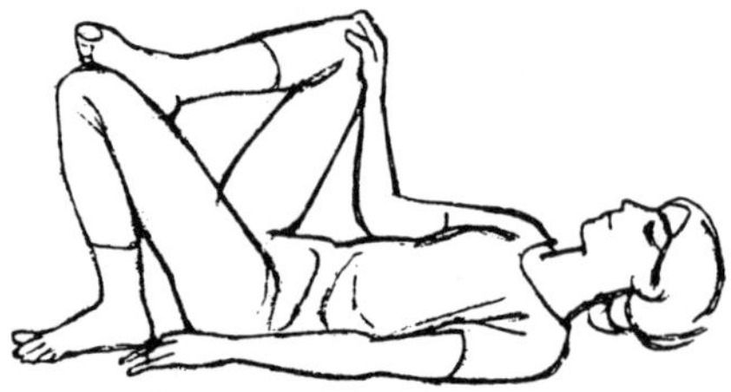

b) VOLLER SCHMETTERLING

Ausgangsstellung:
Rückenlage mit aufgestellten geschlossenen Beinen.
Laß beide Knie entspannt nach außen fallen. Die Füße bleiben beieinander.
Bewege beide Knie 30-50-mal in rascherem Tempo und mit kleinen sanften Bewegungen auf und ab.

Abb. 122

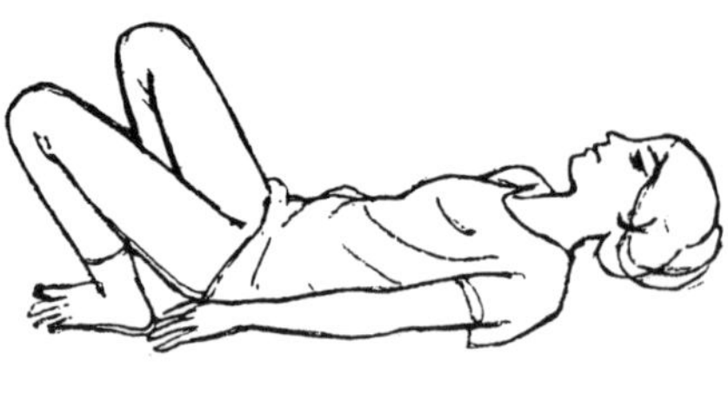

Gut für:
Fördert die Beweglichkeit und Durchblutung der Hüftgelenke und wirkt vorbeugend gegen Hüftgelenkarthrose.

Vorsicht:
Treten während der Bewegung Schmerzen in den Hüft- oder Kniegelenken auf, soll die Übung vermieden werden.
Verursacht Variation b) Beschwerden in der Lendenwirbelsäule, unterstütze sie mit einem kleinen Kissen oder führe diese Übung nicht durch.

MERU AKARANASANA (SEITLICHE DEHNUNG)

Ausgangsstellung:
Seitenlage links. Der linke Arm ist unterhalb der Schulter am Boden abgestützt. Der linke Ellbogen ist gestreckt. Der Blick ist nach vorne gerichtet.
Verweile in dieser Position 5-10 Atemzüge lang. Sei Dir Deines ganzen Körpers bewußt, das heißt: Spüre in dieser Position Deinen Körper vom Kopf bis zu den Zehen.
Nimm die Atembewegungen besonders auf der gedehnten unteren Brustkorbseite wahr.

Beachte:
Versuche, den Körper in einer geraden Linie zu halten. Beuge also in der Seitenlage nicht die Hüften und drehe die obere Beckenseite nicht nach hinten. Ist es Dir nicht möglich, die Hand unterhalb der Schulter am Boden abzustützen, dann stütze den Arm etwas weiter weg vom Körper ab.

Dann beuge den linken Arm, stütze ihn mit dem linken Ellbogen am Boden und lege den Kopf in die linke Hand.
Atme tief ein.
Ausatmend beuge das rechte Bein und umfasse mit der rechten Hand die große Zehe. Das Knie ist dabei außerhalb des Ellbogens.
Einatmend strecke das Bein nach oben.
Ausatmend lege das rechte Bein wieder auf das linke.
3-mal im Atemrhythmus.
Führe anschließend die Übung auf der anderen Seite durch.

Beachte:
Kannst Du das Bein nicht durchstrecken, während Du die große Zehe hältst, so umfasse das Fußgelenk. Bei Verkürzung der hinteren Beinmuskulatur strecke das Knie langsam so weit, bis Du eine leichte Dehnung, nicht aber Schmerzen spürst. Durch Übung wird sich die Dehnbereitschaft der Muskeln verbessern.

Abb. 123

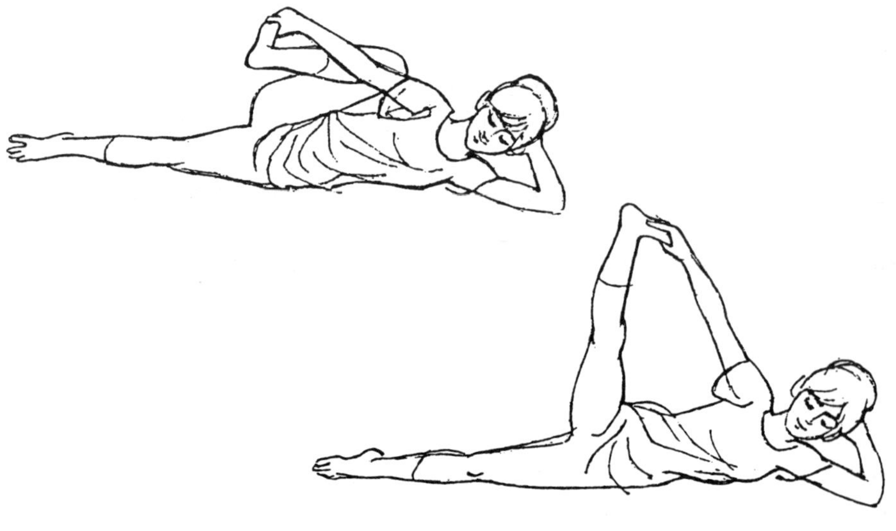

Gut für:
Dehnt die seitliche Rumpfmuskulatur und fördert die Atmung in die seitlichen Bereiche des Brustkorbes. Fördert ein ganzheitliches Körpergefühl sowie die Körperstabilität und verhilft zu körperlichem und geistigem Gleichgewicht. Wirkt sich günstig bei Schiefhaltung oder Skoliose aus. Fördert die Beweglichkeit der Hüft-, Knie- und Fußgelenke und dehnt besonders die hintere Beinmuskulatur. Wirkt korrigierend auf die Stellung der großen Zehe (besonders bei einem *hallux valgus* – einer einwärtsgerichteten großen Zehe). Beeinflußt die Funktion der Beckenorgane sehr gut und regt die Nierentätigkeit an.

Vorsicht:
Die Übung darf keine Schmerzen in den Hüft-, Knie- oder Fußgelenken verursachen. Bereitet das Stützen mit gestrecktem Arm im Handgelenk Beschwerden, so beginne die Übung gleich im Unterarmstütz.

Führe die beiden folgenden Übungen zuerst auf der rechten Seite und dann auf der linken Seite liegend durch.

HASTA PADANGUSTHASANA (EINBEINSTRECKUNG) - Variation

Ausgangsstellung:
Seitenlage links. Der linke Arm liegt gebeugt unterhalb des Kopfes. Die rechte Hand ist vor dem Körper am Boden abgestützt. Kopf, Rücken und Beine bilden eine gerade Linie.

Variation a)

Einatmend hebe das rechte Bein.
Ausatmend senke das Bein langsam wieder.
3-mal im Atemrhythmus.

Variation b)

Einatmend hebe das rechte Bein.
Halte 5 Atemzüge diese Position.
Ausatmend senke das Bein langsam wieder.

Abb. 124

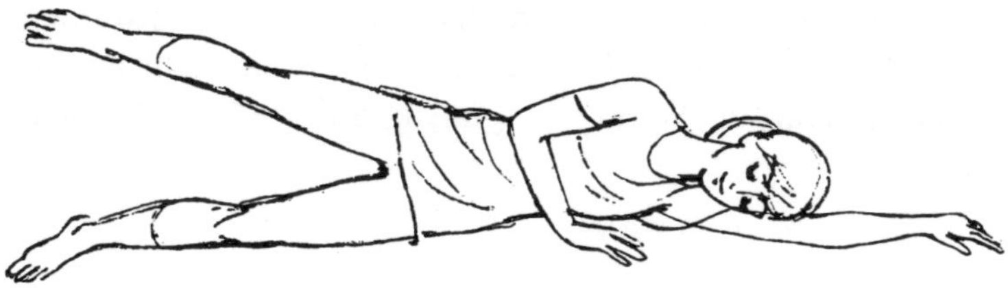

Variation c)

Einatmend hebe das rechte Bein.
Ausatmend hebe das linke Bein zum rechten.
Einatmend halte beide Beine zusammen oben.
Ausatmend senke beide Beine langsam zum Boden.
3-mal im Atemrhythmus.

Beachte:
Achte bei allen Variationen darauf, daß Du das Bein nur seitlich hochhebst und eine gleichzeitige Beugung oder Außendrehung des Beines im Hüftgelenk vermeidest. Die obere Beckenseite soll sich bei der Bewegung nicht nach hinten bewegen.

Abb. 125

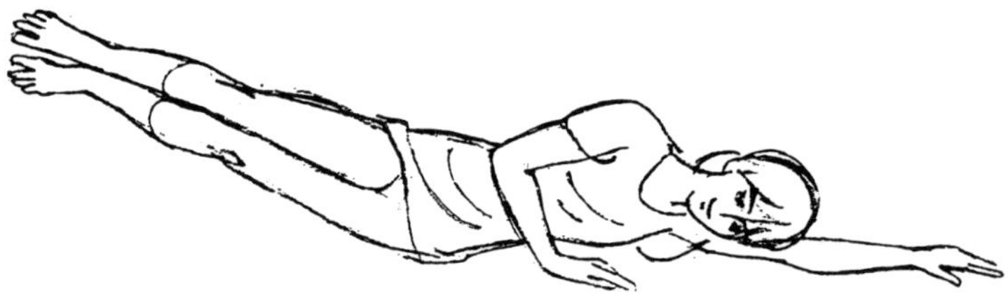

Gut für:
Kräftigt besonders die seitlichen Hüft- und Rückenmuskeln, die inneren Muskeln der Hüftgelenke und die Beckenbodenmuskeln. Ist sehr förderlich für die Bekkenstabilität und die Stabilität der Hüftgelenke. Wirkt harmonisierend und stabilisierend auf den ganzen Körper. Wirkt sich günstig auf die Beckenorgane und die Nierentätigkeit aus.

KASHYAPASANA – Variation (*Kashyap* ist der Name eines indischen Weisen)

Ausgangsstellung:
Seitenlage links. Der linke Unterarm stützt unterhalb der linken Schulter am Boden. Kopf, Rücken und Beine bilden eine gerade Linie. Die Fußspitzen sind hochgezogen. Der rechte Arm liegt auf dem rechten Oberschenkel. Der Blick ist geradeaus gerichtet.

Einatmend hebe das Becken möglichst weit vom Boden ab, so daß nur mehr der linke Unterarm und der Außenrand des linken Fußes am Boden stützen.
Ausatmend kehre langsam in die Ausgangsstellung zurück.
3-mal im Atemrhythmus.

Abb. 126

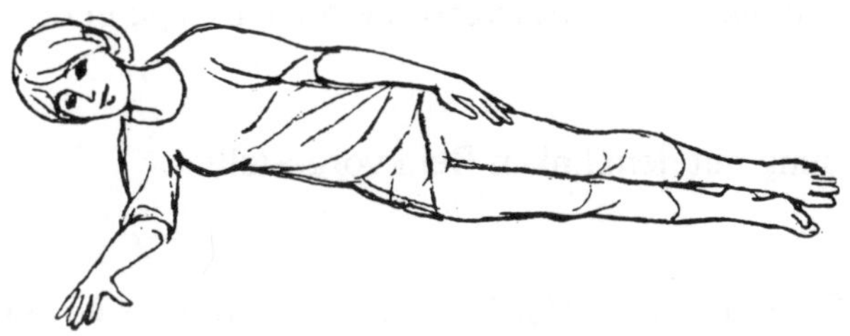

Gut für:
Wirkt stark kräftigend auf die seitliche Rumpf-, Hüft- und Beinmuskulatur und auf die stabilisierenden Muskeln des Schultergürtels und der Schultergelenke. Wirkt ausgleichend bei Körperschiefhaltung und Skoliose. Schult das Körpergleichgewicht und wirkt harmonisierend auf das Nervensystem. Fördert die Kondition und aktivert die Nierentätigkeit.

Vorsicht:
Bereitet die Übung Schmerzen im aufgestützten Arm, so soll sie nicht durchgeführt werden.

Lege Dich auf den Rücken und fühle die Wirkungen der Übungen auf den Körper und die Atmung.

Wiederhole anschließend die letzten beiden Übungen (Variation von *Hasta Padangusthasana* und *Kashyapasana*) auf der rechten Seite.

SPRINTERSTELLUNG (Position 6, 7 und 8 von *Khatu Pranam*)

Ausgangsstellung:
Kniestand.
Stelle den rechten Fuß nach vorne auf den Boden, so daß der rechte Unterschenkel senkrecht zum Boden steht. Der Fuß weist gerade nach vorne. Lege die Hände auf das rechte Knie und stelle die Zehen des linken Fußes auf. Rücken, Nacken und Hinterkopf sind in einer Linie, der Blick ist geradeaus gerichtet.

Einatmend lege die Handflächen aneinander und hebe die gestreckten Arme über den Kopf. Gleichzeitig verlagere das Gewicht so weit wie möglich nach vorne auf das rechte Bein, so daß das Becken nahe zum Boden kommt und Du eine Dehnung im linken Oberschenkel spürst. Der Blick ist nach vorne gerichtet.
Ausatmend bringe das Gewicht langsam wieder zur Mitte und lege die Hände wieder auf das rechte Knie.
4-mal im Atemrhythmus, das 5. Mal verweile 5 Atemzüge in der Position mit hochgestreckten Armen.

Wiederhole die Übung mit dem linken Bein vorgestellt.

Beachte:
Bei der Übung erfährt die ganze Vorderseite des Körpers eine angenehme Dehnung und die Körperrückseite eine Kräftigung in Richtung Streckung. Unterstütze diese Wirkung, indem Du die Arme möglichst weit nach hinten bewegst und die Ellbogen ganz durchstreckst. Du kannst auch den Blick nach oben zu den Händen richten, um eine Dehnung im Halsbereich zu bewirken – vorausgesetzt, Du hast keine Beschwerden in der Halswirbelsäule.
Achte darauf, daß das Knie des aufgestellten Beines nicht nach innen oder außen fällt, sondern, ebenso wie der Fuß, nach vorne weist. Das ist eine wichtige Voraussetzung für die richtige Belastung des Fußes.

Abb. 127

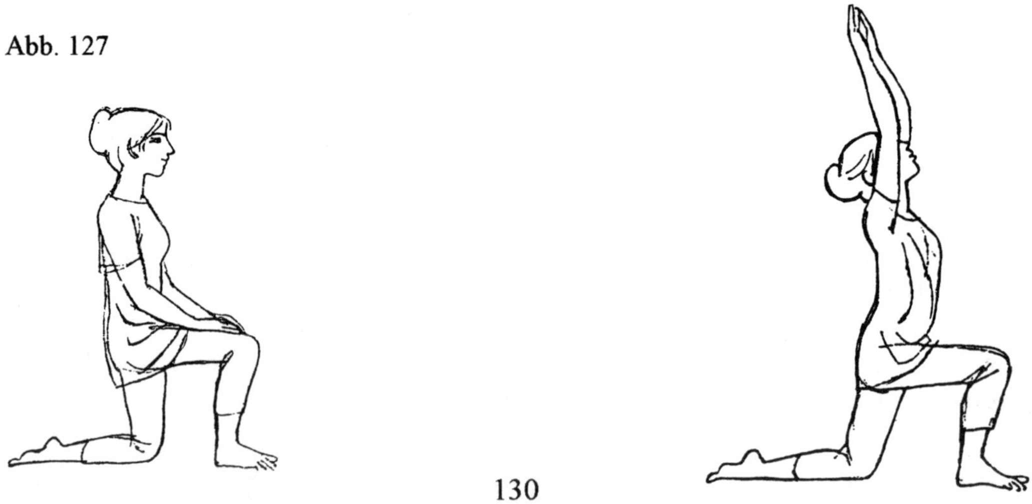

Gut für:
Dehnt besonders die vordere Oberschenkelmuskulatur und wirkt korrigierend auf die Beckenstellung und die Iliosakralgelenke. Kräftigt die Bein-, Rücken- und Schultermuskulatur und fördert eine gute Körperhaltung. Schult die Fußstabilität und die korrekte Fußbelastung. Die Übung wirkt vertiefend auf die Atmung.

Vorsicht:
Bereitet Dir die Übung im Kniegelenk Beschwerden, so führe sie nicht durch.

OBERKÖRPER HÄNGENLASSEN (Position 9 von *Khatu Pranam*)

Ausgangsstellung:
Stand

Atme tief ein.
Ausatmend beuge den Kopf und bewege langsam „Wirbel für Wirbel“ den Oberkörper nach unten. Laß dabei die Arme und den Kopf ganz locker nach unten hängen.
Bleibe 5 Atemzüge in der vorgebeugten Position und laß den Oberkörper mit jeder Ausatmung entspannter nach unten hängen.
Einatmend richte den Oberkörper langsam wieder auf und gehe zur folgenden Übung über.

Beachte:
Lenke in der vorgebeugten Position Deine Atmung bewußt zum Rücken. Spüre die Dehnung des Rückens während der Einatmung und entspanne die Rückenmuskeln mit Hilfe der Ausatmung immer mehr.

Abb. 128

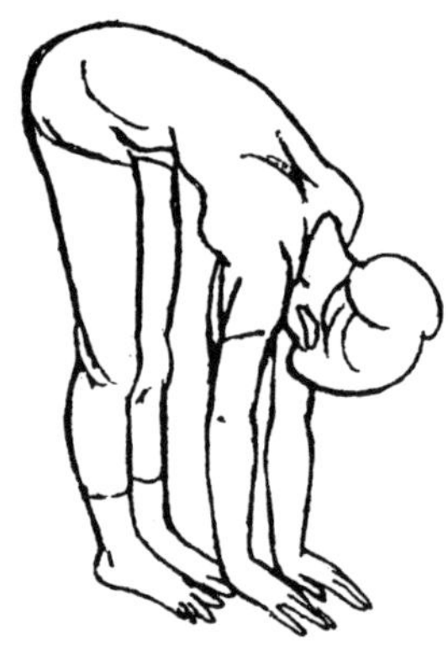

Gut für:
Übt eine sanfte Dehnung auf die hintere Beinmuskulatur und auf den ganzen Rükken aus. Wirkt entspannend auf Nacken, Schultergürtel und Rücken. Fördert die Durchblutung des Kopf- und Halsbereiches und der Sinnesorgane. Stärkt das Zwerchfell und fördert die Rückenatmung.

Vorsicht:
Bei hohem Blutdruck, erhöhtem Augendruck oder Auftreten von Schwindel verweile nur kurz in der Position oder vermeide diese Stellung ganz.

KÖRPER STRECKEN (= Position 10 von *Khatu Pranam*)

Ausgangsstellung:
Stand. Die Arme sind nach oben gestreckt und die Handflächen berühren einander. Der Blick ist nach vorne oder oben gerichtet.

Atme in dieser Position 5-mal tief mit der *Yoga-Vollatmung* ein und aus. *Ausatmend* senke die Arme langsam wieder.

Beachte:
Nimm in dieser gestreckten Position bewußt den ganzen Körper von Kopf bis zu den Füßen wahr. Spüre die Dehnung von Bauch- und Brustraum bei der Einatmung und die Verschmälerung von Brust- und Bauchraum bei der Ausatmung.
Achte darauf, daß Du trotz der Streckung des Körpers nicht im „Hohlkreuz" stehst. Das vermeidest Du, indem Du die Gesäß- und Bauchmuskeln leicht anspannst.

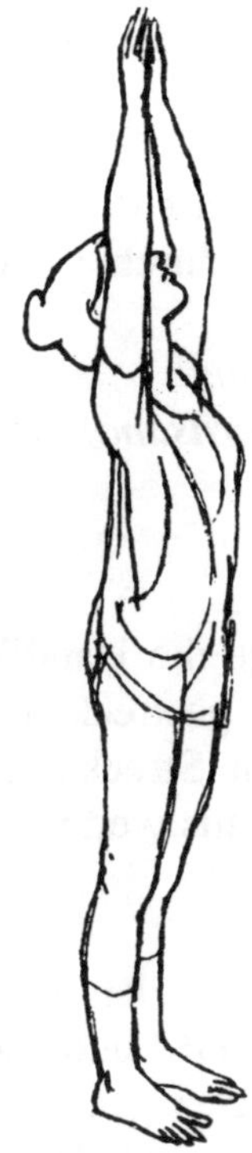

Abb. 129

Gut für:
Fördert eine gute Körperhaltung und -stabilität. Stärkt und streckt den Bereich der Brustwirbelsäule und wirkt daher einem Rundrücken entgegen. Wirkt harmonisierend auf den Körper und das Nervensystem. Kräftigt die Rücken- und Schultermuskeln und wirkt vertiefend auf die Atmung. Wirkt entspannend auf die Organe im Bereich des Brustkorbes und Bauchraumes

Vorsicht:
Bereitet die Streckung der Halswirbelsäule Schmerzen oder Schwindelgefühle, so bleibt der Blick während der Übung stets nach vorne gerichtet. Treten bei der Übung Schmerzen in der Lendenwirbelsäule auf, kontrolliere, ob Du vielleicht Deinen Oberkörper zu weit nach hinten bewegt hast oder das Becken durch fehlende Muskelanspannung im Bauch- und Gesäßbereich zuwenig stabilisiert hast.

Nimm anschließend wieder die vorangegangene Position – OBERKÖRPER HÄNGENLASSEN – ein und verweile 5 Atemzüge in der vorgebeugten Stellung.

Nimm dann wieder die SPRINTERSTELLUNG ein, nur laß diesmal das linke Bein vorne zwischen den Händen stehen und stelle das rechte Bein zurück.
Verlagere 4-mal mit der *Einatmung* das Gewicht nach vorne, während Du die Arme nach oben streckst, und bringe das Gewicht mit der *Ausatmung* wieder zur Mitte, während Du die Hände zum linken Knie bewegst.
Bleibe dann 5 Atemzüge in der Position mit den Armen nach oben gestreckt.
Ausatmend senke die Arme wieder.

Abschließend führe die ganze Übungsreihe von **KHATU PRANAM** im Rhythmus Deiner Atmung durch: (Abb. 130 – 148)

Ausgangsstellung:
Fersensitz *(Vajrasana)*. Der Rücken ist gerade, die Hände ruhen auf den Oberschenkeln.

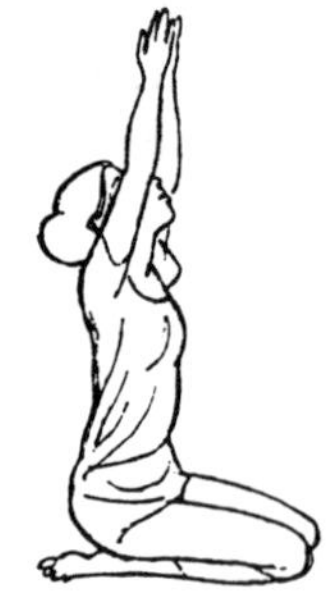

1. Position
Einatmend lege die Handflächen aneinander und hebe die gestreckten Arme über den Kopf nach oben. Strecke den Oberkörper aus den Hüften heraus weit hinauf.

2. Position
Ausatmend neige den Oberkörper mit gestreckten Armen und geradem Rücken (Arme und Rücken sind in einer Linie) langsam nach vorn, bis der Bauch die Oberschenkel berührt. Dann lege Kopf und Arme entspannt auf den Boden. Versuche, das Becken auf den Fersen zu lassen.

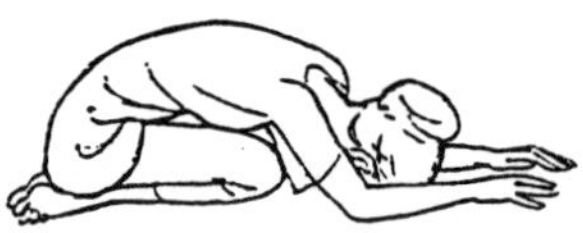

3. Position
Halte den Atem an, strecke die Arme nach vorn aus, stütze die Hände am Boden ab und bewege den Oberkörper entlang des Bodens nach vorn, so daß Kinn und Brustbein zwischen den Händen am Boden liegen. Die Ellbogen sind dabei vom Boden abgehoben. Das Becken bleibt in der Luft. Die Zehen sind aufgestellt.

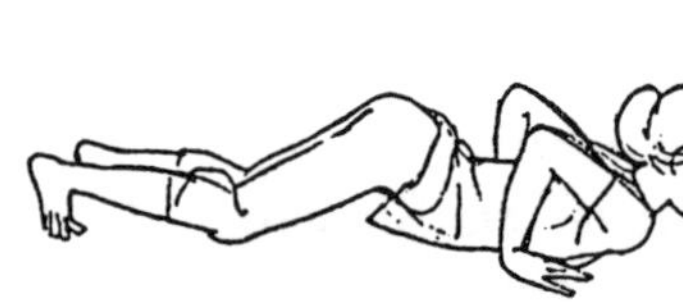

4. Position
Einatmend bewege den Oberkörper weiter nach vorn, bis auch das Becken auf dem Boden liegt. Hebe den Oberkörper hoch, strekke aber die Arme nur so weit durch, daß das Becken noch am Boden liegen bleiben kann. Blicke nach vorn oder oben.

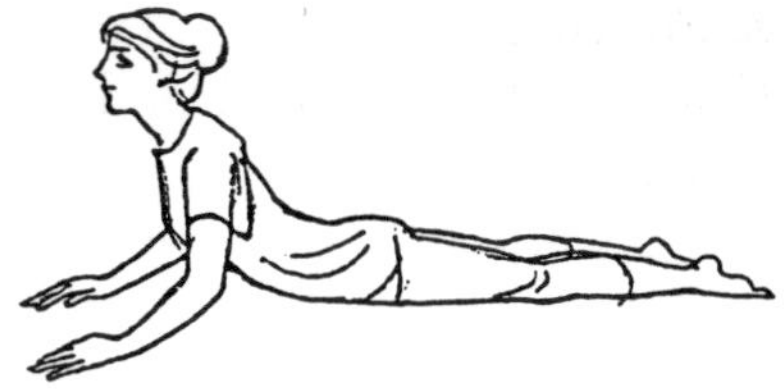

5. Position
Ausatmend stelle die Zehen auf und hebe das Becken hoch. Schiebe das Gewicht in Richtung Füße, so daß die ganzen Fußsohlen belastet werden. Arme und Beine sind gestreckt. Arme und Rücken bilden eine Linie. Laß den Kopf locker zwischen den Armen hängen und richte den Blick auf den Nabel.

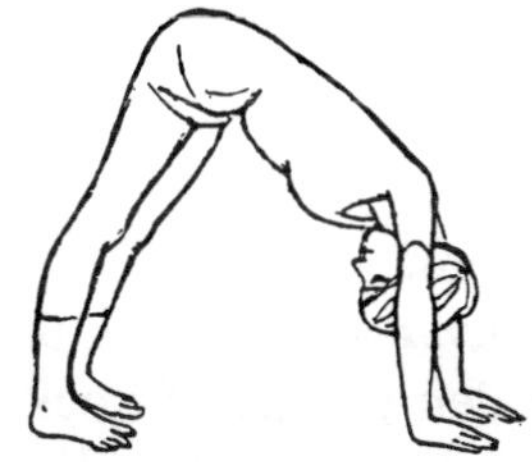

6. Position
Einatmend stelle den rechten Fuß zwischen die Hände, so daß der Unterschenkel senkrecht zum Boden steht und der Oberschenkel den Bauch berührt. Stelle die Zehen des linken Fußes auf. Der Blick ist nach vorn oder oben gerichtet.

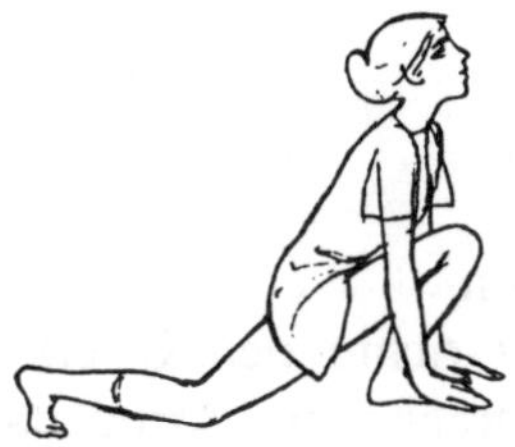

7. Position
Ausatmend hebe die Arme gestreckt über den Kopf. Die Handflächen berühren einander.
Der Blick ist nach vorn oder oben gerichtet. Verlagere gleichzeitig das Gewicht auf das vordere Bein und drücke das Becken nach unten.

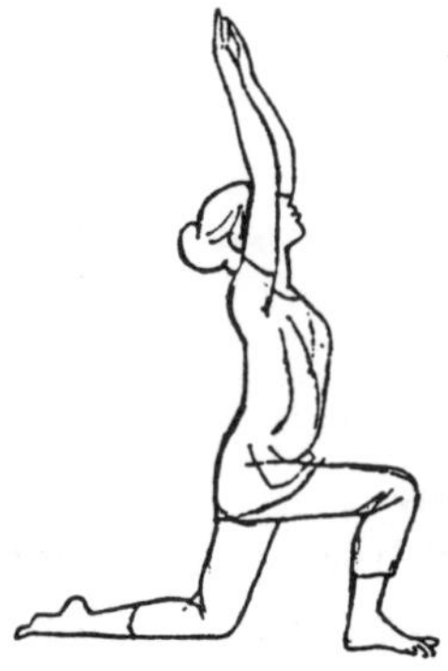

8. Position
Einatmend stütze die Hände wieder am Boden auf.

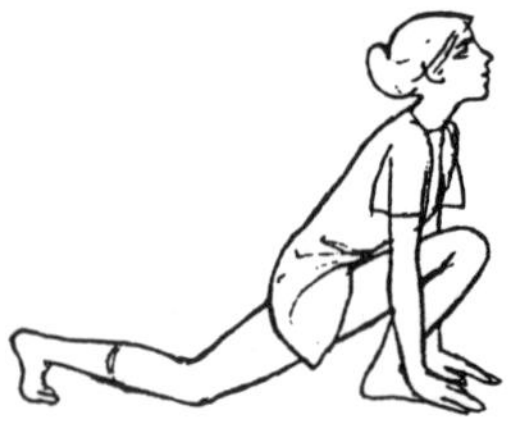

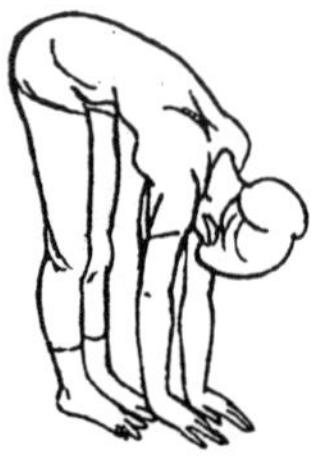

9. Position
Ausatmend stelle den linken Fuß nach vorn neben den rechten. Strecke die Beine durch und lasse Oberkörper, Kopf und Arme entspannt nach unten hängen.

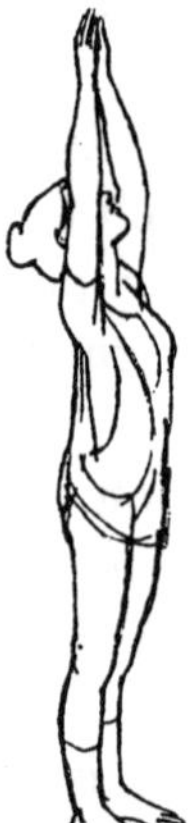

10. Position
Einatmend richte den Oberkörper langsam auf und strecke die Arme nach oben. Der Blick ist nach vorn oder oben gerichtet.

11. Position
Ausatmend bewege den Oberkörper wieder entspannt nach unten.

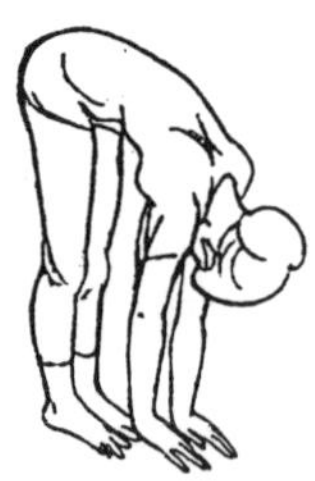

12. Position
Einatmend stütze die Händen am Boden auf und stelle nun das rechte Bein weit nach hinten. Der rechte Unterschenkel stützt am Boden. Der rechte Unterschenkel liegt am Boden. Der linke Fuß steht zwischen den Händen auf dem Boden. Richte den Blick nach vorn oder oben.

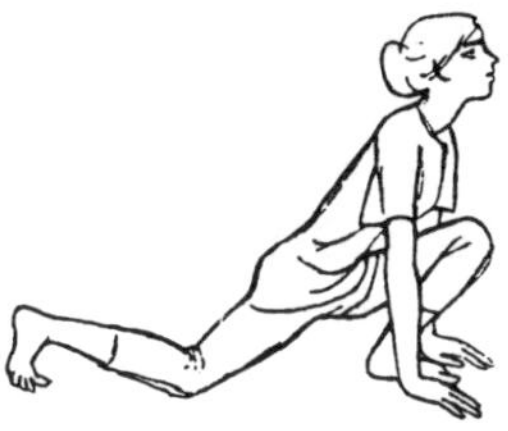

13. Position
Ausatmend strecke die Arme nach oben, wobei die Handflächen einander berühren. Verlagere das Gewicht weit nach vorn und drücke das Becken nach unten. Blicke nach vorn oder oben.

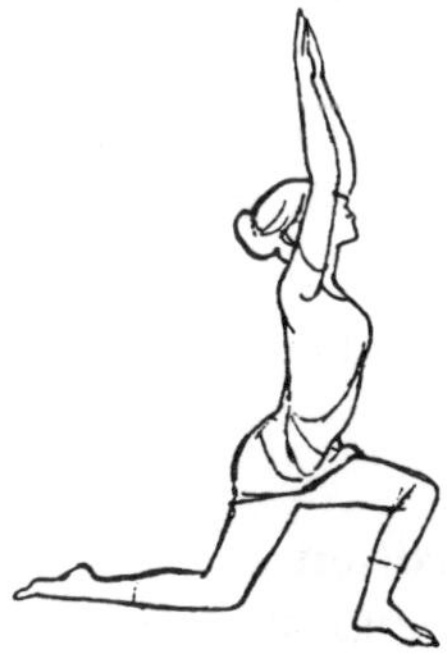

14. Position
Einatmend kehre wieder in Position 12 zurück.

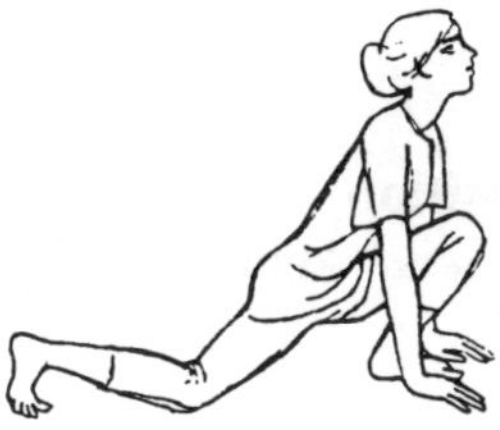

15. Position
Ausatmend stelle den linken Fuß neben den rechten und hebe das Becken hoch. Die Beine und Arme sind gestreckt. Schiebe das Gewicht zurück zu den Fersen.
(wie Position 5)

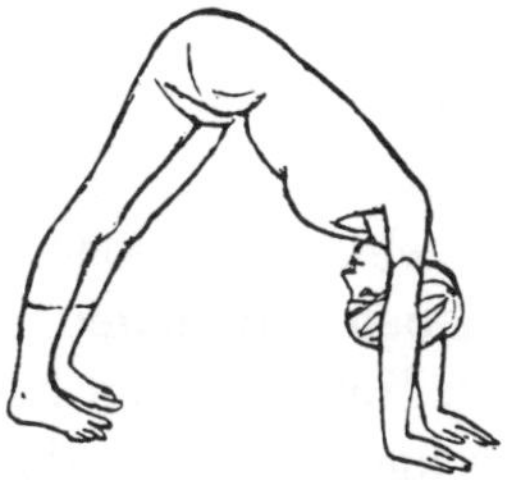

16. Position
Einatmend bewege langsam die Beine und das Becken zum Boden und hebe den Oberkörper mit Hilfe der Arme hoch. Der Blick ist nach vorn oder oben gerichtet.
(wie Position 4)

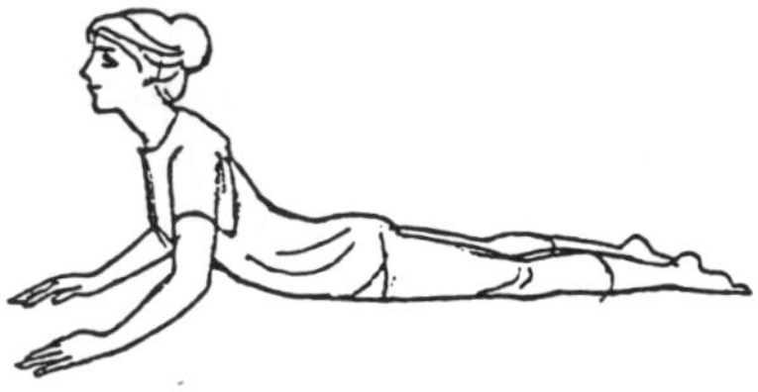

17. Position
Atem anhaltend, stütze Kinn und Brustbein zwischen den Händen auf und hebe das Becken hoch. Die Zehen sind aufgestellt.
(wie Position 3)

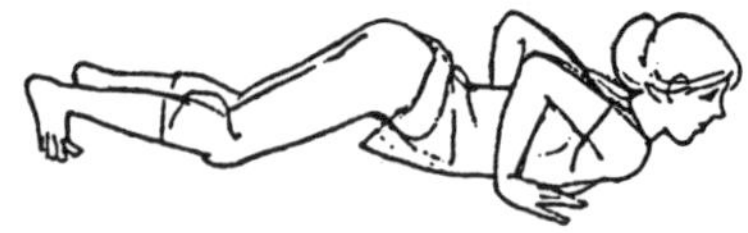

18. Position
Ausatmend bewege das Becken zu den Fersen. Der Oberkörper liegt auf den Oberschenkeln. Kopf und Arme liegen entspannt auf dem Boden.
(wie Position 2)

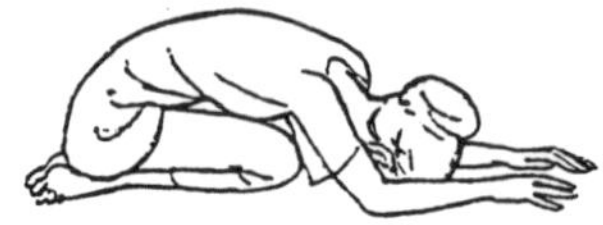

19. Position
Einatmend hebe Arme, Kopf und den geraden Rücken hoch.
(wie Position 1)

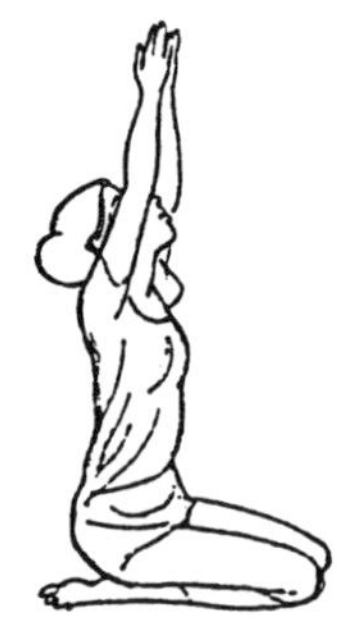

20. Position
Ausatmend kehre in die Ausgangsstellung zurück.

Beachte:
Die einzelnen Positionen wurden in den letzten beiden Übungsstufen ausführlich beschrieben und eingeübt. Es soll nochmals darauf hingewiesen werden, daß keine Position Beschwerden hervorrufen darf. Daher vermeide die Streckung der Halswirbelsäule, wenn Du dabei Schmerzen hast, und lasse in dem Fall den Blick nach vorne statt nach oben gerichtet. Vermeide auch stets ein schmerzhaftes „Hohlkreuz", indem Du den Rücken weniger durchstreckst beziehungsweise das Becken durch Anspannung der Bauch- und Gesäßmuskeln „aufrichtest" (siehe Kapitel über Anatomie).

Gut für:
Die zahlreichen positiven Wirkungen der einzelnen Positionen wurden ebenfalls in den letzten beiden Übungsstufen bei den jeweiligen Stellungen beschrieben.

Khatu Pranam hat eine harmonisierende Wirkung auf den ganzen Körper:

Durch den Wechsel der Beuge- und Streckbewegungen in den einzelnen Abschnitten der Wirbelsäule wird diese beweglicher und besser durchblutet. Verkürzte, verspannte Muskeln werden gedehnt und entspannt, geschwächte Muskeln werden durch die Bewegungen gekräftigt. Haltungsbedingte Fehlstellungen von Kopf, Schultergürtel, Becken, Beinen oder Füßen werden durch die unterschiedlichen Positionen korrigiert. Zu dieser sehr bedeutungsvollen Wirkung kommt es dadurch, daß bei den meisten Positionen Hände und Füße am Boden abgestützt sind und sich Kopf, Oberkörper und Becken zwischen diesen „Stützpunkten" bewegen. Hierbei werden alle Körperteile in jeder Position auf physiologische Weise beansprucht. Khatu Pranam hat einen sehr günstigen Einfluß auf die Atmung. Bei jeder Position wird ein anderer Brustkorbabschnitt vermehrt gedehnt und dadurch auch besser belüftet. Dadurch wird ein ausreichender Stoffwechsel in allen Lungenabschnitten gesichert. Die Übungen haben eine ausgleichende Wirkung auf alle Organfunktionen und auf das Nervensystem. Diese Wirkung macht sich durch einen angenehm erfrischten und ausgeglichenen körperlichen und geistigen Zustand deutlich bemerkbar. Khatu Pranam ist ein ausgezeichnetes Kreislauf- und Konditionstraining. 5-20 Runden im Atemrhythmus regelmäßig durchgeführt sichern eine gute Kondition. Die Übungsreihe hat aber nicht nur auf den Körper, sondern auch auf den Geist einen sehr positiven Einfluß. Khatu Pranam fördert die Konzentration und Gedächtnisleistung. Die Förderung der Konzentration ist zum Teil auf die Positionen zurückzuführen, bei denen der Kopf nach unten hängt und dadurch das Gehirn vermehrt durchblutet wird. Zum anderen Teil unterstützt die ausgleichende Wirkung der Übungen auf das Nervensystem eine Verbesserung der Konzentrationsfähigkeit und Gedächtnisleistung. So wie der psychische Zustand in den Körperhaltungen und Muskelspannungen zum Ausdruck kommt, so können ebenso verschiedene Körperstellungen die Psyche beeinflussen. Die Beuge- und Streckbewegungen üben einen sehr positiven Einfluß auf die Psyche und das Selbstbewußtsein aus.

Führe abschließend **Pranayam NADI SODHAN Stufe 2** durch.

Stufe 6

Entspannungs- und Atemübung

Lege Dich in eine bequeme Rückenlage. Verwende bei Bedarf Pölster, um die Ausgangsstellung bequemer zu machen.

Atme 5-mal mit der *Yoga-Vollatmung* tief ein und aus.

Fühle Deinen Körper ganz bewußt und entspanne jeden einzelnen Körperteil.

Lenke dann Dein Bewußtsein auf die Atmung.
Fühle den Atem als feinen, angenehmen Energiestrom zwischen Nabel und Kehlkopf fließen.

Körperübungen (Asanas)

NACKENENTSPANNUNG

Ausgangsstellung:
Sitz am Boden mit gestreckten Beinen (= Langsitz).
Kopf und Rücken sind in einer geraden Linie. Die Spitze des Hinterkopfes wird von einem imaginären Faden nach oben gezogen, um den Nacken in einer möglichst entlasteten (langen) Position und den Rücken gestreckt zu halten. Die Hände liegen auf den Oberschenkeln.

Beachte:
Für viele Menschen ist der Langsitz eine ungewohnte und auch unbequeme Position. Der Hauptgrund dafür liegt in der eingeschränkten Beweglichkeit der Hüftgelenke.
Die Ausgangsposition selbst und Asanas im Langsitz werden die Beweglichkeit der Hüftgelenke verbessern und die Muskeln des Rückens stärken. Der Sitz bedarf einiger Übung und Du wirst sehen, daß es Dir mit jedem Mal leichter fallen wird, diese Position einzunehmen.

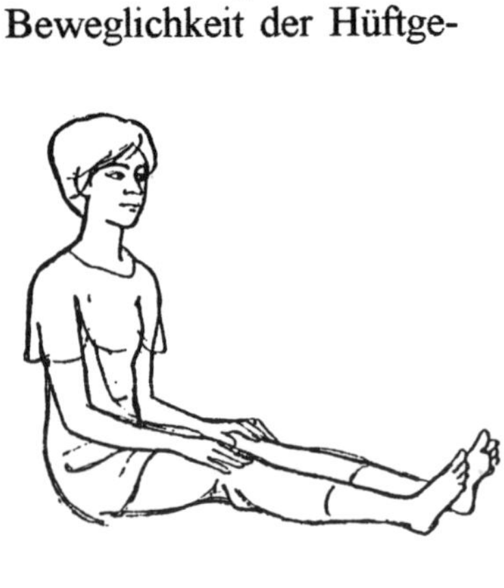

Abb. 149

Ist es Dir zu Beginn nicht möglich, mit gestreckten Beinen am Boden zu sitzen, so beuge die Knie etwas an oder nimm zwischendurch den Fersen- oder Schneidersitz ein. Du kannst Dich auch mit den Armen am Boden abstützen, solange dabei der Rücken gerade bleibt.

Variation a)

Atme tief in den Bauch *ein*.
Ausatmend neige den Kopf auf die rechte Seite. (Das rechte Ohr nähert sich der rechten Schulter, wobei die Schulter aber nicht hochgezogen werden soll.)
Einatmend bewege den Kopf zur Mitte.
Ausatmend neige den Kopf zur linken Seite.
5-mal zu jeder Seite im Atemrhythmus.

Abb. 150

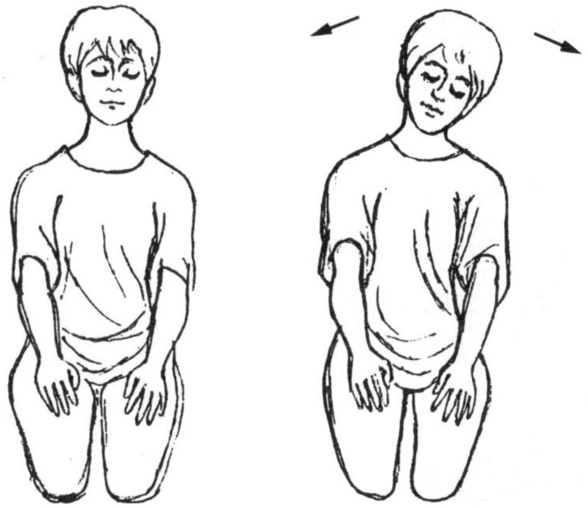

Variation b)

Atme tief in den Bauch *ein*.
Ausatmend beuge den Kopf nach vorne und laß ihn dann locker hängen. Achte darauf, daß der Rücken dabei gerade bleibt.
Einatmend bewege den Kopf wieder zur Mitte (achte auf einen „langen" Nacken) und bewege ihn nach hinten.
5-mal langsam und behutsam im Atemrhythmus.

Abb. 151

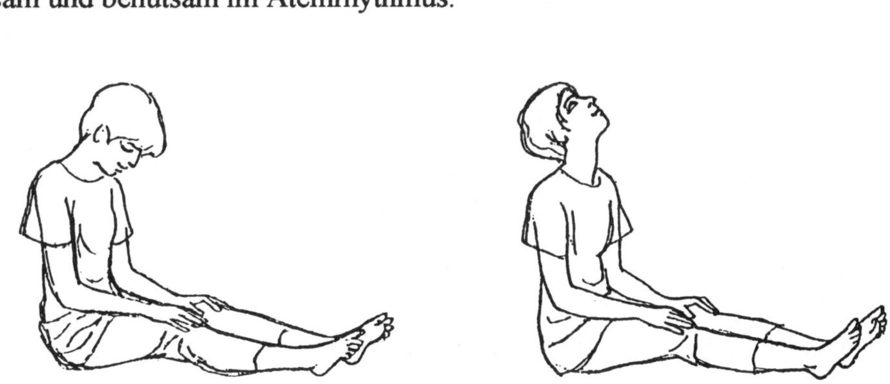

Vorsicht:
Bei Schmerzen oder Instabilität der Halswirbelsäule sowie bei Auftreten von Schwindel darf der Kopf nicht nach hinten bewegt werden! In diesem Fall bewege ihn nur nach vorne und wieder zur Mitte.

Variation c)

Atme tief in den Bauch *ein.*
Ausatmend beuge den Kopf so, daß sich das Kinn zum Brustbein bewegt.
Einatmend bewege das Kinn in einem Viertelkreis zur rechten Schulter.
Ausatmend bewege das Kinn zum Brustbein.
Einatmend beschreibe mit dem Kinn einen Viertelkreis bis zur linken Schulter.
Ausatmend bewege das Kinn wieder zum Brustbein zurück.
Je 5-mal zu jeder Schulter.

Abb. 152

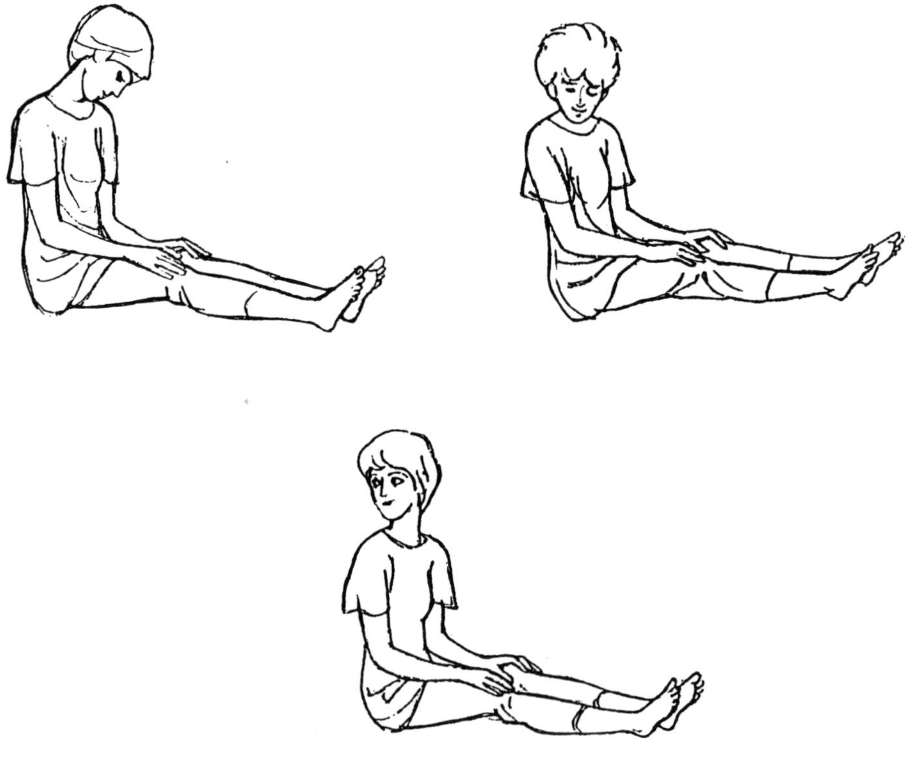

Gut für:
Entspannt die Nacken-, Hals- und Schultergürtelmuskulatur.

SCHULTERKREISEN

Ausgangsstellung:
Langsitz mit geradem Rücken. Nacken und Hinterkopf bilden eine gerade Linie. Die Arme sind gebeugt und die Fingerspitzen befinden sich auf der jeweiligen Schulter.

Variation a)

Einatmend bewege die Ellbogen in einem großen Halbkreis nach hinten.
Ausatmend bewege die Ellbogen in einem großen Halbkreis nach vorn, so daß sie vor dem Körper einander berühren.
5 große Kreisbewegungen und anschließend 5 Kreisbewegungen in die Gegenrichtung durchführen.

Beachte: Beschreibe mit den Ellbogen so große Kreise, daß die Bewegungen nicht nur in den Schultergelenken, sondern auch im Schultergürtel (besteht aus den Schulterblättern und den Schlüsselbeinen) stattfindet.

Abb. 153

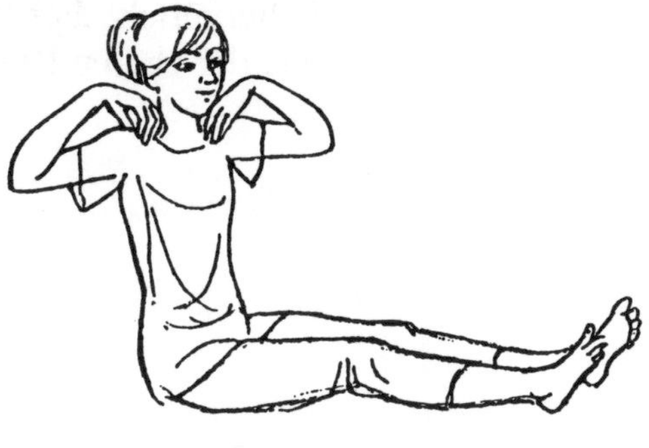

Variation b)

Führe die Kreise wechselweise durch:
Während sich ein Ellbogen nach vorne bewegt, bewegt sich der andere nach hinten.
5-mal in eine Richtung, 5-mal in die Gegenrichtung.
Atme dabei entspannt, aber etwas tiefer ein und aus.

Abb. 154

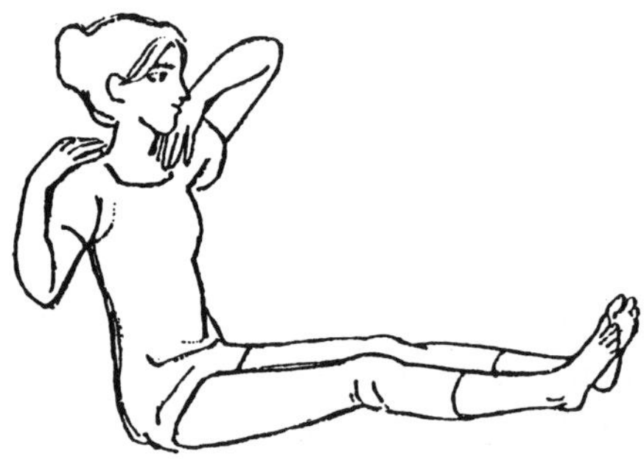

Gut für:
Entspannt die Muskeln im Bereich des Schultergürtels. Fördert die Beweglichkeit der Schultergelenke, des Schultergürtels sowie der oberen Rippen und wirkt vertiefend auf die Atmung.

SEILZIEHEN

Ausgangsstellung:
Langsitz. Der Rücken ist gerade. Die Hände liegen auf den Oberschenkeln.

Einatmend hebe den rechten Arm gestreckt nach oben. Die Finger sind dabei gestreckt.
Ausatmend schließe die Finger zu einer festen Faust, wobei die Finger den Daumen fest umschließen und senke den gestreckten Arm nach unten.
Einatmend hebe den linken Arm gestreckt nach oben.
Ausatmend schließe die Finger zur Faust und senke den gestreckten Arm.
5-mal mit jedem Arm.

Abb. 155

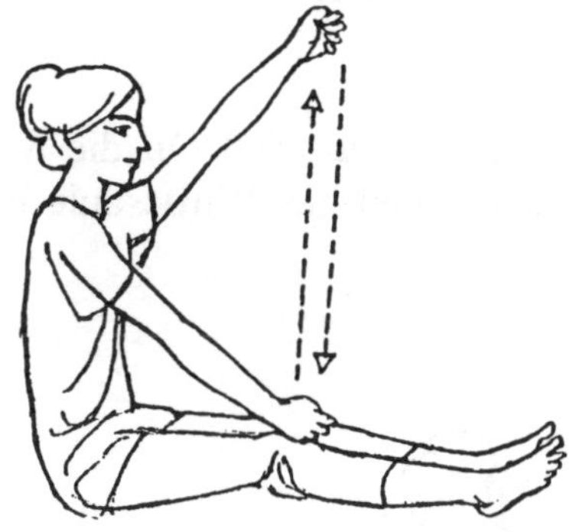

Gut für:
Kräftigt die Rücken-, Schulter-, Arm- und Handmuskulatur und fördert eine aufrechte Körperhaltung. Wirkt ausgleichend bei einer Schiefhaltung des Körpers und vertieft die Atmung besonders in den seitlichen Bereichen des Brustkorbes. Fördert die Beweglichkeit der Rippen, Schultergelenke und Schlüsselbeine.

KNIE ZUM KOPF

Ausgangsstellung:
Langsitz. Die Hände sind unterhalb des rechten Knies verschränkt. Der Rücken ist gerade. Die Spitze des Hinterkopfes wird von einem imaginären Faden sanft nach oben gezogen.

Einatmend strecke das rechte Knie durch und ziehe die Fußspitze nach oben.
Ausatmend ziehe das gebeugte Knie zum Brustkorb und bewege die Fußspitze nach unten. Laß dabei den Rücken so gerade wie möglich. Bewege dann die Stirn zum Knie.
Einatmend hebe den Kopf und strecke das Bein wieder aus, mit der Fußspitze nach oben gerichtet.
5-mal sehr langsam im Atemrhythmus.

Die Übung mit dem linken Bein wiederholen.

Beachte:
Achte beim Anbeugen des Knies darauf, daß Du die Schultern nicht hochziehst, sondern die Schulterblätter nach hinten zur Wirbesäule bewegst. Der Rücken soll stets gerade gehalten werden.

Abb. 156

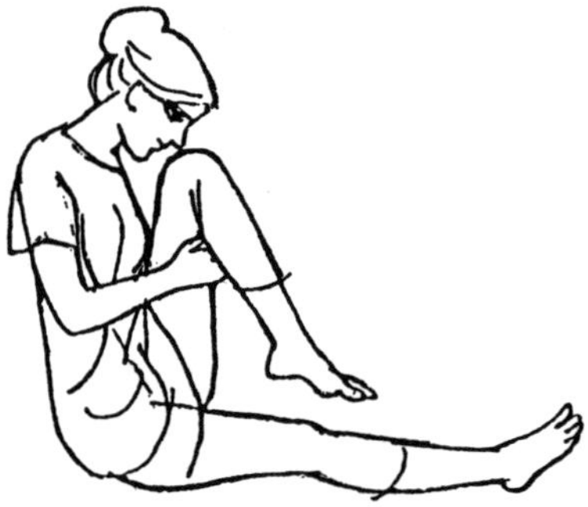

Gut für:
Fördert eine gute Körperhaltung. Kräftigt den Rücken, die Schultern und Arme. Dehnt die Hüftstreckmuskeln und die Wadenmuskulatur. Fördert die Beweglichkeit der Hüftgelenke. Entspannt die Nackenmuskeln sowie die Muskeln im Bereich der Iliosakralgelenke und der Lendenwirbelsäule. Unterstützt eine gesunde Verdauung und wirkt vertiefend auf die Atmung.

VORBEUGEN IM SITZEN

Variation a)

Ausgangsstellung:
Langsitz mit gegrätschten Beinen. Die Hände liegen auf den Oberschenkeln. Der Rücken ist gerade.

Beachte:
Hast Du Schwierigkeiten, in dieser Position die Übung durchzuführen, so beuge Deine Knie etwas an.

Atme tief in den Bauch *ein.*
Ausatmend beuge den Oberkörper nach vorn und bewege die Hände entlang der Beine möglichst weit in Richtung Füße.
Einatmend richte den Oberkörper wieder auf. Die Hände bewegen sich dabei wieder entlang der Beine zurück in Richtung Oberschenkel.
5-mal im Atemrhythmus.

Anschließend verweile 5 - 10 Atemzüge lang in der vorgebeugten Position.
Lenke die Atmung bewußt in den unteren Bereich des Rückens:
- fühle die Dehnung des Rückens bei der Einatmung
- die Entspannung des Rückens bei der Ausatmung.

Abb. 157

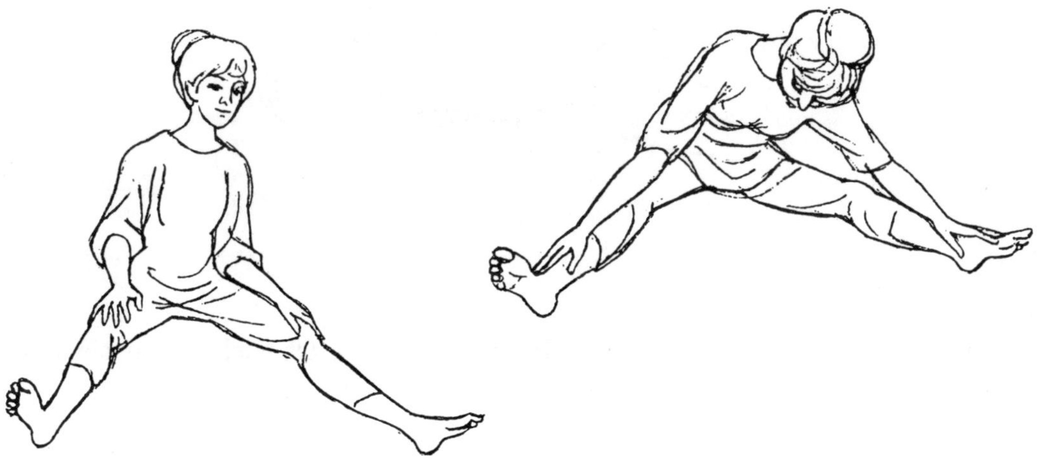

Variation b)

Ausgangsstellung:
Langsitz mit gegrätschten Beinen. Das rechte Bein wird angebeugt, so daß die Ferse nahe der rechten Hüfte und das Knie auf der rechten Seite liegt. Die Hände liegen auf dem linken Oberschenkel und der Rücken ist gerade.

Atme tief ein.
Ausatmend bewege den Oberkörper nach vorne und die Hände entlang des linken Beines in Richtung linken Fuß.
Einatmend richte den Oberkörper wieder auf. Die Hände bewegen sich dabei wieder entlang des linken Beines zum Oberschenkel.
5-mal im Atemrhythmus.

Anschließend verweile 5-10 Atemzüge lang in der vorgebeugten Stellung und atme wieder bewußt in den unteren Bereich des Rückens.

Wiederhole die Übung mit dem anderen Bein.

Abb. 158

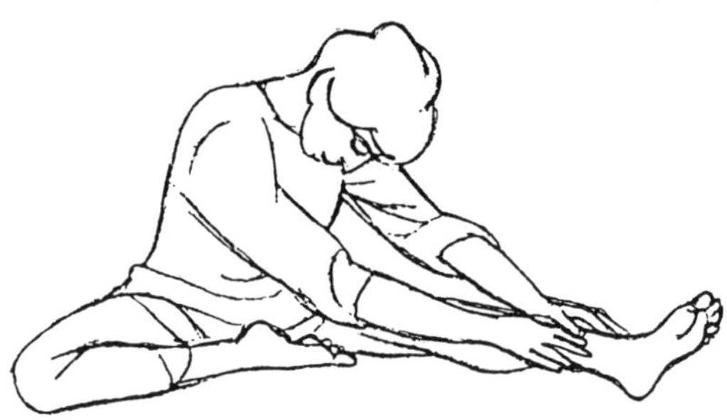

Gut für:
Entspannt und dehnt die Rückenmuskeln und die hintere Oberschenkelmuskulatur. Fördert die Beweglichkeit der Hüftgelenke.

Vorsicht:
Bereitet die Variation b) Beschwerden im Knie- oder Hüftgelenk, dann führe sie nicht durch.

SCHMETTERLING

a) HALBER SCHMETTERLING

Ausgangsstellung:
Langsitz.
Beuge das rechte Bein an und lege den rechten Fuß auf den linken Oberschenkel oder auf den Boden, so daß der Fuß bei der Innenseite des linken Oberschenkels liegt. Halte mit der linken Hand den rechten Fuß und bewege das rechte Knie sanft auf und ab. Unterstütze besonders die Abwärtsbewegung durch leichten Druck mit der rechten Hand.
20-mal, die Atmung ist dabei entspannt.

Einatmend hebe den linken Arm gestreckt nach oben und dehne dabei die ganze linke Körperseite.
Ausatmend beuge den Oberkörper nach vorn und halte mit der linken Hand die linken Zehen.
Führe nun weitere 20-mal die „Schmetterlingbewegung“ mit dem rechten Bein durch.
Einatmend richte den Oberkörper wieder auf.
Ausatmend senke den linken Arm und strecke das rechte Bein aus.

Beachte:
Lege den rechten Fuß so auf den linken Oberschenkel oder auf den Boden, daß Du keine Beschwerden im Fuß-, Knie- oder Hüftgelenk verspürst.
Kannst Du beim Vorbeugen des Oberkörpers mit der Hand nicht die Zehen erreichen, so fasse den Fuß oder den Unterschenkel.

Abb. 159

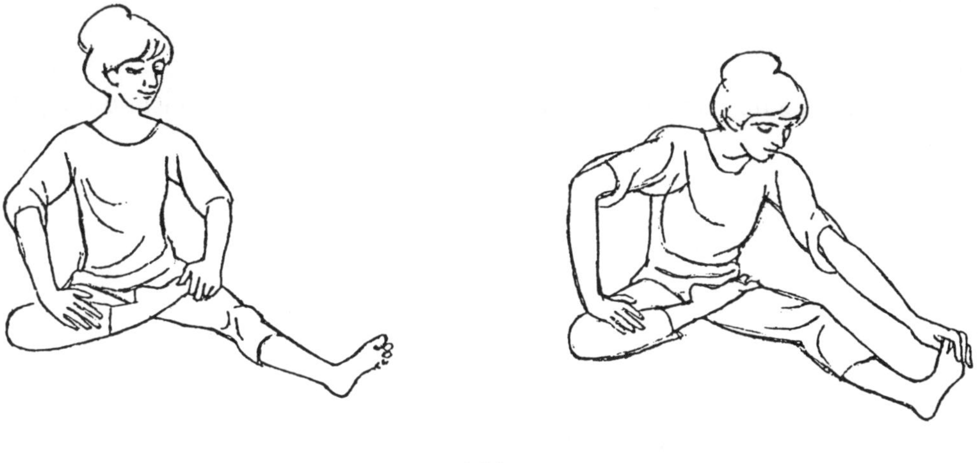

b) VOLLER SCHMETTERLING

Ausgangsstellung:
Langsitz.
Beuge beide Beine an und laß die Knie nach außen fallen. Die Füße liegen beieinander. Fasse mit den Händen die großen Zehen und halte den Rücken gerade.
Bewege beide Knie 20-mal auf und ab.

Abb. 160

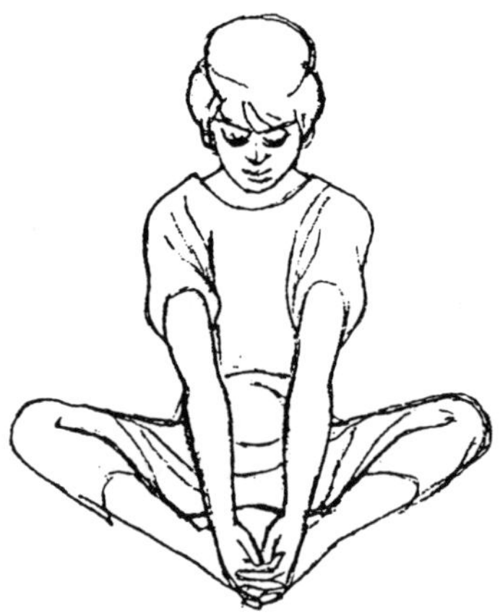

Gut für:
Variation a) dehnt die Rücken-, Hüft- und Beinmuskeln. Beide Variationen fördern die Beweglichkeit und Durchblutung der Hüftgelenke.

Vorsicht:
Bei Beschwerden im Fuß-, Knie- oder Hüftgelenk soll die Übung nicht durchgeführt werden.

MAHLEN

Ausgangsstellung:
Langsitz. Die Arme sind nach vorn gestreckt und die Finger verschränkt. Der Rükken ist gerade.

Atme tief in den Bauchraum *ein.*
Ausatmend bewege den Oberkörper und die gestreckten Arme nach links vorn und führe sie in einem Halbkreis auf die rechte Seite. Laß Deinen Rücken dabei möglichst gestreckt, so daß die Beugung von den Hüftgelenken aus stattfindet. Der Blick ist nach vorn gerichtet.
Einatmend bewege den Oberkörper und die gestreckten Arme in einem Halbkreis nach hinten. Der Rücken bleibt wieder gerade und der Blick nach vorn gerichtet.
Führe 10 langsame Kreise im Atemrhythmus, anschließend 10 Kreise in Gegenrichtung durch.

Beachte:
Während der Bewegung wird einmal eine Beckenseite, dann die Oberschenkel, dann die andere Beckenseite und schließlich das Kreuzbein vermehrt belastet. Du kannst also auch auf Deiner Sitzfläche die Kreisbewegungen wahrnehmen. Die Bewegungen sollen aber nie so groß gemacht werden, daß sich eine Beckenseite oder die Beine von der Unterlage abheben müssen. Achte darauf, daß die Bewegungen primär von den Hüftgelenken aus durchgeführt werden, und nicht von der Wirbelsäule (kein „Hohlkreuz“ beim Zurückneigen und keinen „Buckel“ beim Vorneigen!).

Abb. 161

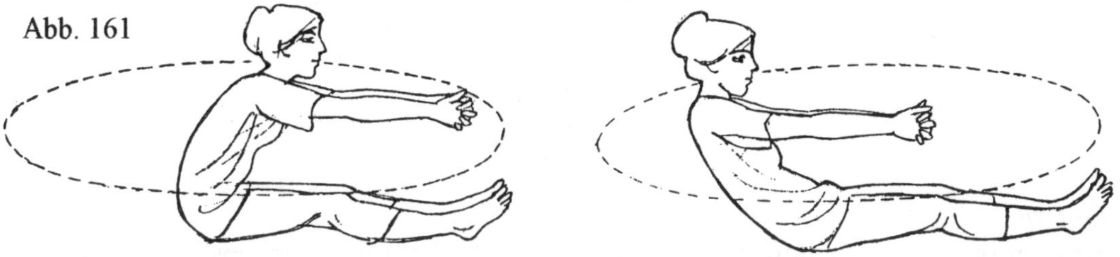

Gut für:
Kräftigt alle Teile der Bauchmuskulatur. Stärkt auch die Rückenmuskeln und unterstützt daher die Stabilität des Oberkörpers und eine gute Körperhaltung. Fördert die Beweglichkeit der Hüftgelenke und führt dadurch auch zu freieren Beckenbewegungen. Letzteres ist für eine gesunde Körperhaltung sehr wichtig. Verbessert die Körperkondition.

Vorsicht:
Die Übung darf keine Schmerzen in der Lendenwirbelsäule verursachen. In diesem Fall führe die Bewegungen des Oberkörpers so klein durch, wie sie schmerzfrei möglich sind.

SETUASANA (BRÜCKE)

Ausgangsstellung:
Langsitz. Die Hände sind etwas hinter dem Becken am Boden abgestützt. Die Fingerspitzen zeigen nach hinten.
Einatmend hebe das Becken und den Rücken so weit wie möglich nach oben. Die Beine bleiben dabei gestreckt und der Kopf hängt locker nach unten.
Ausatmend senke das Becken langsam wieder zum Boden.
2-mal im Atemrhythmus, das 3.Mal bleibe 5 Atemzüge lang in der Position.

Abb. 162

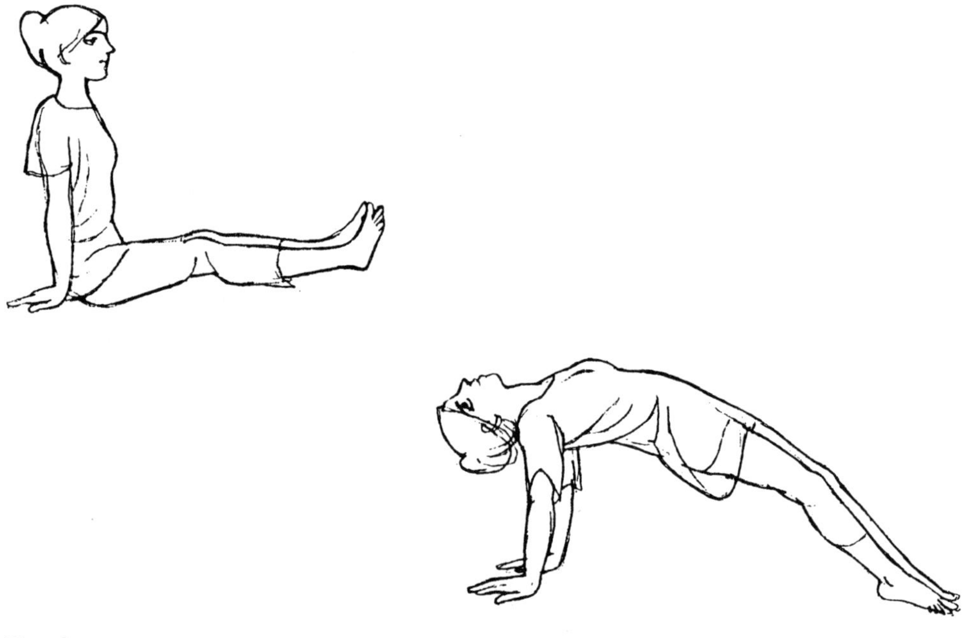

Gut für:
Kräftigt die hintere Beinmuskulatur sowie die Muskeln des Beckens, Rückens, der Schulterblätter und Arme. Fördert eine gute Körperhaltung, vertieft die Atmung und wirkt aktivierend auf Körper und Geist.

Vorsicht:
Bei Schmerzen in der Halswirbelsäule, hohem Blutdruck oder Schwindel, soll der Kopf nicht nach hinten hängen. In dem Fall halte den Kopf so, daß der Nacken in einer Linie mit dem Rücken ist. Führe die Übung nur im Atemrhythmus durch und vermeide das längere Halten der Position.
Bereitet der Stütz auf den Armen Schmerzen in den Handgelenken, dann führe die Übung nur im Atemrhythmus durch, ohne die Position zu halten oder stütze Dich auf die Unterarme.

EINFACHER DREHSITZ mit Variation

Ausgangsstellung:
Langsitz. Stütze mit den Händen etwas hinter dem Becken am Boden. Die Fingerspitzen weisen nach hinten.

Beuge das linke Bein an und stelle den linken Fuß über das gestreckte rechte Bein auf den Boden. Führe die linke Hand zur Außenseite des rechten Oberschenkels und berühre mit den Fingerspitzen den Boden. Der Rücken ist gerade und beide Beckenhälften bleiben am Boden.
Atme tief ein.
Ausatmend drehe den Kopf und den Oberkörper auf die rechte Seite. Der Blick ist über die rechte Schulter gerichtet. (Kopf und Oberkörper machen nur eine Drehbewegung, keine seitliche Neigung).
Bleibe 5 Atemzüge lang in dieser Stellung und verstärke die Drehung sanft mit jeder Ausatmung.
Einatmend drehe Kopf und Oberkörper wieder langsam zur Mitte und stütze die linke Hand etwas hinter der linken Beckenseite am Boden auf. Die Finger weisen dabei nach hinten.

Abb. 163

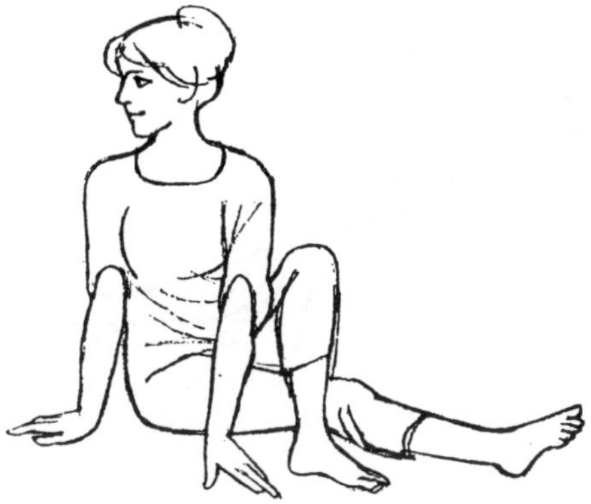

Ausatmend drehe Kopf und Oberkörper nach links. Bewege den rechten Arm außerhalb des linken aufgestellten Beines, so daß die Fingerspitzen der rechten Hand auf der linken Seite den Boden berühren. Der Blick ist über die linke Schulter gerichtet.
Bleibe 5 Atemzüge in dieser Position und verstärke die Drehung mit jeder Ausatmung etwas mehr.
Einatmend bewege Kopf und Oberkörper wieder langsam zu Mitte und führe die rechte Hand zur rechten Seite am Boden.
Strecke das linke Bein wieder aus.

Führe dann die Übung langsam auf die andere Seite durch.

Beachte:
Der Rücken bleibt während der Drehbewegung gerade, der Nacken ist in einer Linie mit dem Rücken. Beide Beckenseiten behalten Bodenkontakt.

Abb. 164

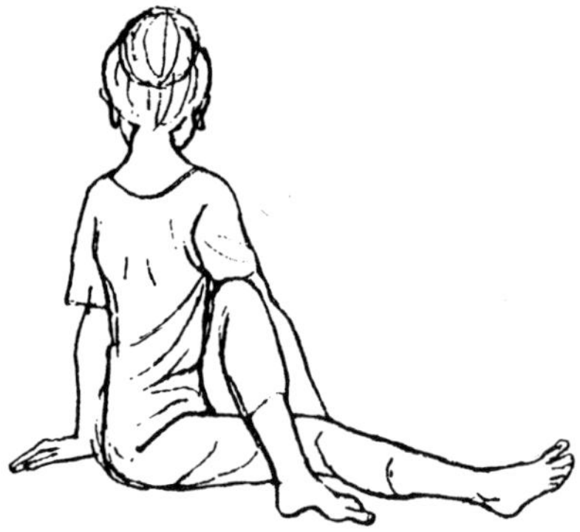

Gut für:
Fördert die Beweglichkeit und Stabilität der gesamten Wirbelsäule und unterstützt eine gute, aufrechte Körperhaltung. Stimuliert die Funktion der Nieren und der Organe des Beckens. Fördert eine gesunde Verdauung und unterstützt eine bessere Konzentrationsfähigkeit.

Vorsicht:
Die Drehung darf nur so weit durchgeführt werden, wie sie schmerzfrei möglich ist.

VIRASANA (HELD)

Ausgangsstellung:
Fersensitz *(Vajrasana)*.

Variation a)

Stelle den linken Fuß vor dem Körper auf den Boden, so daß der Unterschenkel senkrecht zum Boden steht.
Stelle die Zehen des rechten Fußes auf. Das Becken ruht auf der rechten Ferse. Lege die rechte Hand auf den rechten Oberschenkel.
Stütze den linken Ellbogen auf das linke Knie und das Kinn in die linke Hand.
Der Rücken soll dabei möglichst gerade sein.
Konzentriere Dich auf den ganzen Körper und verweile 10 Atemzüge lang in dieser Position.
Führe anschließend die Übung mit dem anderen Bein durch.

Abb. 165

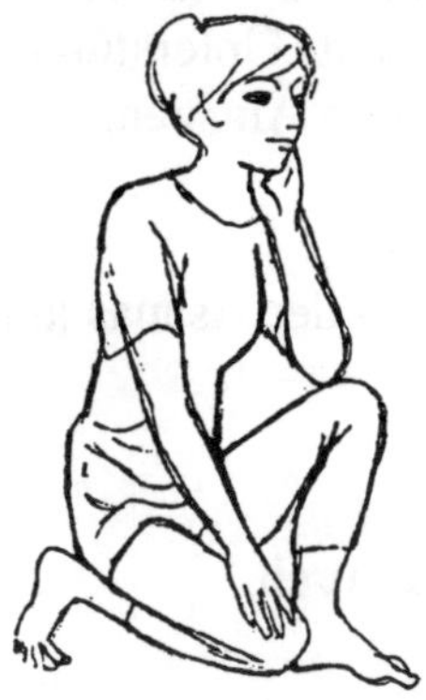

Variation b)

Stütze Dich mit den Händen seitlich der Knie auf, stelle dann die Zehen beider Füße auf und hebe die Knie vom Boden.
Richte langsam den Oberkörper auf und lege die Handflächen vor der Brust zusammen. Dein Körpergewicht wird jetzt nur von den Zehen getragen.
Konzentriere Dich in dieser Position auf Deinen ganzen Körper und atme mit der *Yoga-Vollatmung*.

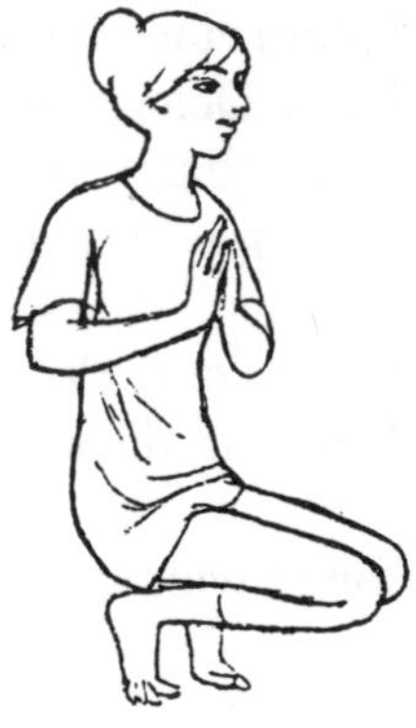

Abb. 166

Anschließend strecke *einatmend* die Arme nach oben, bis sie in einer Linie mit dem Rükken sind. Der Blick ist nach vorne gerichtet.
Bleibe wieder einige Atemzüge in dieser Position.
Ausatmend senke die Arme wieder und kehre in die Ausgangsposition zurück.

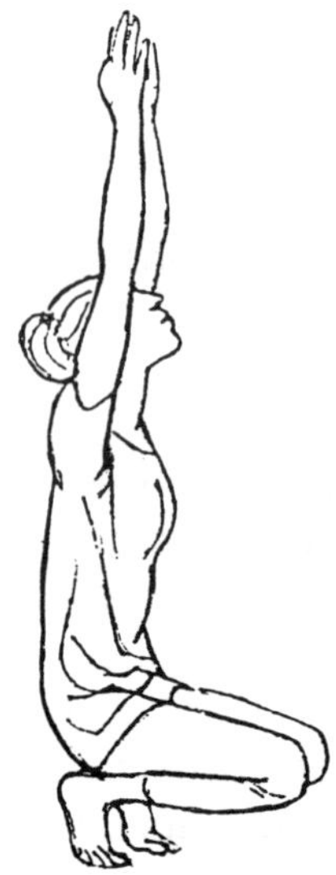

Abb. 167

Gut für:
Kräftigt und dehnt die Fußmuskulatur. Unterstützt daher ein gesundes Fußgewölbe und eine physiologische Belastung der Beine. Übt eine positive Wirkung auf die Reflexzonen der Fußsohlen aus und unterstützt dadurch den gesunden Ablauf aller Körperfunktionen. Durchblutet die Füße und wirkt gegen Krämpfe im Bereich der Fußsohle oder des Unterschenkels. Fördert die Fußstabilität, das Gleichgewicht, ein gutes Körperbewußtsein und die Konzentrationsfähigkeit. Unterstützt eine gesunde Körperhaltung. Wirkt sehr beruhigend und macht frei von Ängsten.

Entspanne Dich in Rückenlage und fühle die Wirkungen der Asanas auf den Körper, die Atmung und den Geist nach.

Abschließend führe 1-3 Runden **KHATU PRANAM** durch.

Schließe die Übungsstunde wieder mit **Pranayam** ab.
Nimm eine bequeme Sitzposition ein. Dein Rücken ist gerade, aber entspannt.
Fühle Deinen ganzen Körper und entspanne jeden Körperteil.
Lenke dann Deine Aufmerksamkeit auf den Atem und führe bewußt die *Yoga-Vollatmung* durch.

Nimm nun *Pranayam-Mudra* ein: Lege den Zeige- und Mittelfinger der rechten Hand auf die Mitte der Stirn zwischen den Augenbrauen.

Führe wieder **NADI SODHAN 2** durch.

Stufe 7

Entspannungs- und Atemübung

Entspanne Dich in bequemer Rückenlage. Entspanne Deinen ganzen Körper, entspanne Deine Gedanken und Gefühle. Laß für Dich momentan nur Deine Entspannung von Bedeutung sein.

Fühle die *Dehnung* Deines Bauch- und Brustraums bei der *Einatmung* und die *Entspannung* des Brustkorbs und der Bauchmuskeln bei der *Ausatmung*.
Spüre die *vollkommene Entspannung und Ruhe*, die sich während der *Atempause* einstellt.

Körperübungen (Asanas)

TORSION MIT GESTRECKTEN BEINEN

Ausgangsstellung:
Die Arme liegen seitlich in Schulterhöhe. Die Ellbogen sind gestreckt und die Handflächen nach oben gerichtet. Der Nacken ist langgestreckt.
Die rechte Ferse befindet sich auf der linken Fußspitze zwischen großer und zweiter Zehe.

Atme mit der *Yoga-Vollatmung* etwas tiefer als normal *ein*.
Ausatmend bewege beide Füße so weit wie möglich nach links und drehe gleichzeitig den Kopf nach rechts.
Einatmend bewege Kopf und Beine wieder zur Mitte.
4-mal im Atemrhythmus, das 5. Mal bleibe in der gedrehten Stellung.
Spüre die Dehnung der rechten Brustkorbseite bei der Einatmung, die Entspannung des Brustkorbs bei der Ausatmung.

Wechsle anschließend die Beinstellung und wiederhole die Übung.

Beachte:
Die Beine sollen gestreckt bleiben. Führe die Drehung nur so weit durch, wie es schmerzfrei möglich ist.

Abb. 168

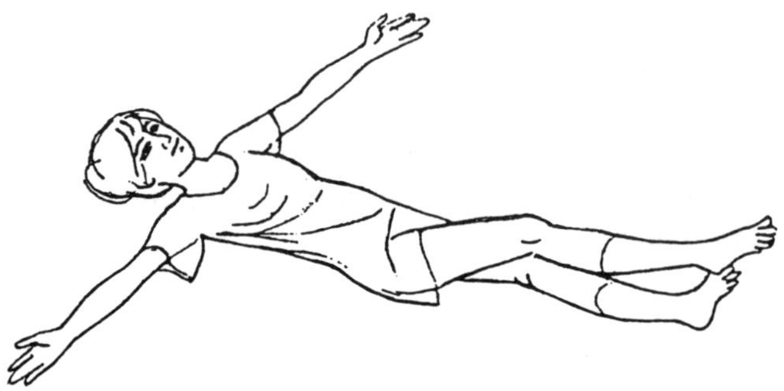

Gut für:
Wirkt harmonisierend auf den ganzen Körper und die Atmung. Entspannt besonders die tiefe Muskulatur entlang der Wirbelsäule und korrigiert die Stellung des Beckens in Bezug auf den Schultergürtel. Dehnt die seitliche Muskulatur des Brustkorbes und der Hüften. Dehnt die vordere Schultermuskulatur.

Achtung:
Die Übung darf auf keinen Fall Schmerzen im Bereich der Lendenwirbelsäule verursachen. Die Kniegelenke müssen gestreckt bleiben, damit die Drehung nicht belastend auf die Kreuzbänder wirkt. Bereitet Dir die Übung dennoch Schmerzen in den Hüft- oder Kniegelenken, so führe sie nicht durch.

TORSION MIT ÜBERSCHLAGENEN BEINEN

Ausgangsstellung:
Rückenlage. Die Arme liegen seitlich in Schulterhöhe ausgestreckt. Die Handflächen sind nach oben gerichtet. Der Nacken ist langgestreckt.
Die Beine sind angebeugt und die Füße stehen am Boden.
Das rechte Bein wird über das linke geschlagen.

Variation a)

Bewege langsam und entspannt das Becken auf die linke und rechte Seite. Fühle die „Schaukelbewegungen" von einer Beckenseite über das Kreuzbein auf die andere Seite. Du kannst dabei auch die Iliosakralgelenke gut spüren.
Atme normal und entspannt.

Variation b)

Atme tief ein.
Ausatmend bewege beide Knie auf die rechte Seite und drehe gleichzeitig den Kopf nach links.
Einatmend bewege Beine und Kopf wieder zur Mitte.
4-mal, das 5. Mal bleibe 5 Atemzüge lang in der gedrehten Position.

Beachte:
Spüre die Dehnung der oberen Brustkorbseite bei der Einatmung und die Entspannung bei der Ausatmung.

Abb. 169

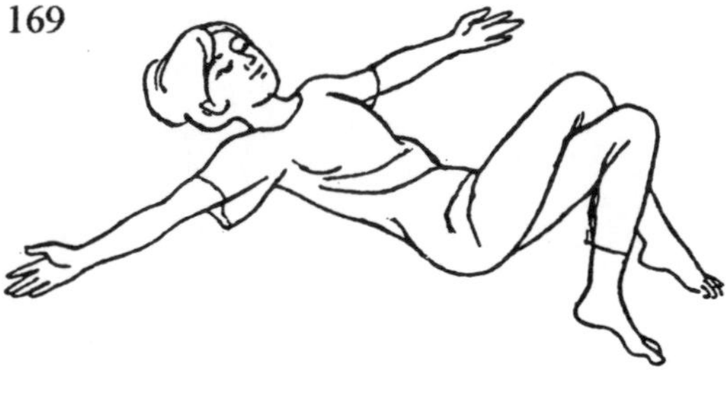

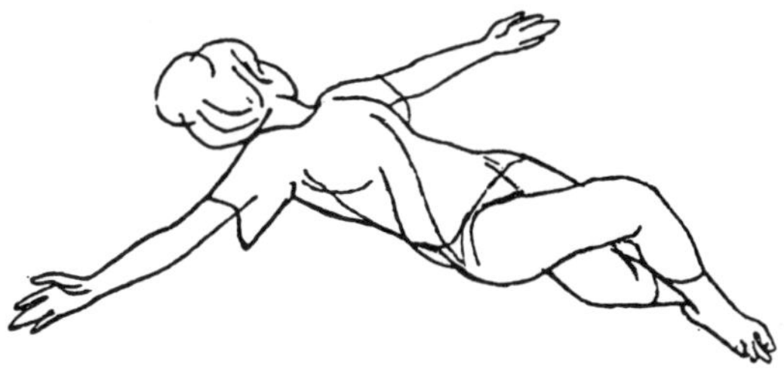

Schlage dann das linke Bein über das rechte und führe Variation a) und b) nocheinmal durch. Bei Variation b) bewegen sich nun die Knie nach links und der Kopf nach rechts.

Gut für:
Variation a) massiert und durchblutet den Lenden-, Kreuz- und Beckenbereich und wirkt entspannend und korrigierend auf die Iliosakralgelenke.
Variation b) entspannt die tiefe Rückenmuskulatur entlang der Wirbelsäule, sowie den Bereich der Iliosakralgelenke. Dehnt die seitliche Rumpf- und Beckenmuskulatur und die vorderen Schultermuskeln. Entspannt und harmonisiert den ganzen Körper und fördert die Atmung besonders im seitlichen Brustkorbbereich.

MARJARI (KATZE) mit Atemvariation

Ausgangsstellung:
Fersensitz *(Vajrasana)*. Der Rücken ist gerade.

Variation a)

Einatmend hebe die Arme in Schulterhöhe und komme in den Kniestand. (Beuge den Oberkörper dabei nicht nach vorne. Laß den Rücken aufrecht und führe die Bewegung mit Hilfe Deiner Oberschenkelmuskulatur durch.)
Ausatmend stütze Deine Hände unterhalb der Schultern am Boden ab.
Einatmend mache einen Katzenbuckel. (Atme dabei bewußt in den Rücken ein.) Der Kopf hängt locker nach unten, der Blick ist zum Nabel gerichtet.
Ausatmend laß den Rücken locker nach unten hängen und richte den Blick nach vorn.
3-mal im Atemrhythmus.

Variation b)

Wie Variation a), nur stütze die Unterarme auf den Boden, wobei die Ellbogen unterhalb der Schultern liegen.

Beachte:
Während Du den Rücken rund machst, verstärke die Dehnung des Rückens ganz bewußt durch Deine Atmung. Konzentriere Dich dabei besonders auf die Atmung in den unteren Bereich des Rückens.
Mit der Ausatmung entspanne bewußt Deinen ganzen Rücken. Konzentriere Dich dabei besonders auf die Entspannung der Brustwirbelsäule zwischen den Schulterblättern.

Abb. 170

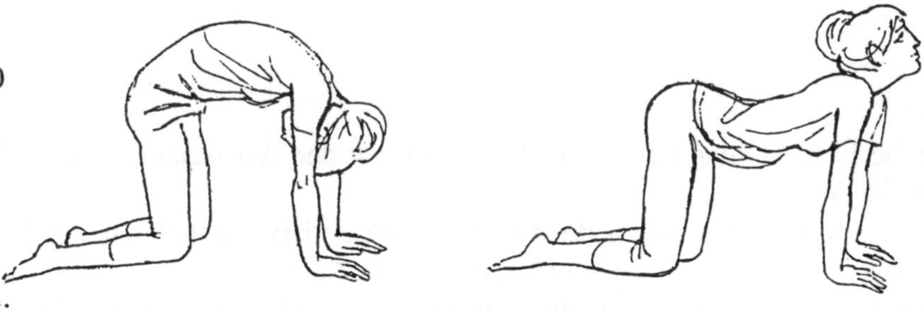

Vorsicht:
Mache die Bewegung nur so weit, daß sie keine Schmerzen verursacht. Bei Instabilität oder Beschwerden im Bereich der Halswirbelsäule vermeide das Heben des Kopfes – laß bei der Streckung des Rückens den Blick auf den Boden gerichtet und den Nacken langgestreckt. Bei Instabilität oder Schmerzen im Bereich der Lendenwirbelsäule vermeide das „Durchhängen" der Wirbelsäule. In diesem Fall bewege den Rücken nur bis zur Horizontalen.

Variation c)

Einatmend hebe die Arme in Schulterhöhe und komme in den Kniestand.
Ausatmend stütze die Unterarme auf den Boden und hebe die Füße vom Boden ab. Der Nacken ist in einer Linie mit dem Rücken.
Einatmend bewege die Füße auf die rechte Seite und schaue gleichzeitig über die rechte Schulter zu den Füßen.
Ausatmend bewege Kopf und Füße wieder zur Mitte.
Einatmend bewege Kopf und Füße zur linken Seite.
3-mal zu jeder Seite.

Einatmend komme wieder in den Kniestand.
Ausatmend nimm den Fersensitz ein und lege die Hände auf die Oberschenkel.

Beachte:
Bewegst Du Kopf und Füße nach rechts, so lenke den Atem bewußt zur linken Brustkorbseite und umgekehrt.

Abb. 171

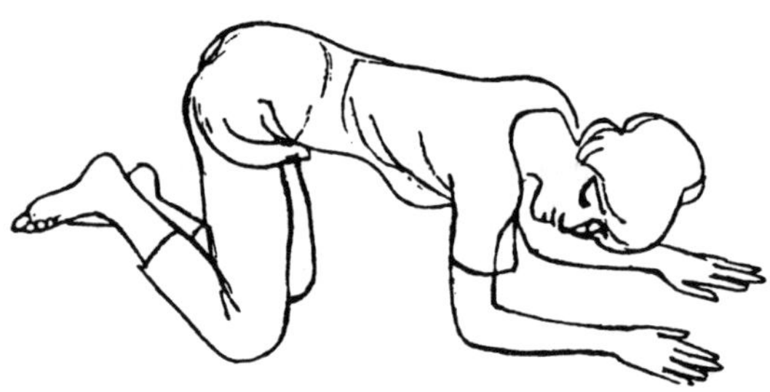

Gut für:
Fördert die Entspannung sowie die Beweglichkeit der Wirbelsäule und wirkt vertiefend auf die Atmung.
Variation a) fördert besonders die Entspannung und Beweglichkeit des Lendenbereiches sowie die Atmung in den unteren Teil des Rückens.
Variation b) fördert besonders die Entspannung und Beweglichkeit (speziell die Streckung) der Brustwirbelsäule.
Variation c) fördert die seitliche Bewegung der Wirbelsäule und die Atmung in die seitlichen Bereiche des Brustkorbes.

RUDERN

Variation a) vorwärts

Ausgangsstellung:
Langsitz. Die Hände befinden sich seitlich der Oberschenkel. Die Finger sind zu Fäusten geschlossen mit den Daumen innen.

Einatmend beuge die Ellbogen, bis die Fäuste seitlich beim Becken sind. Gleichzeitig neige den Rücken gebeugt nach hinten, so daß Du auf Deinem Kreuzbein sitzt. Richte dann den Rücken ganz auf und strecke Arme und Finger nach oben aus.
Ausatmend bewege die gestreckten Arme und den Rücken weit nach vorne unten.
Einatmend schließe die Hände wieder zu Fäusten, beuge die Ellbogen ... und setze mit der „Ruderbewegung“ fort.

Variation b) rückwärts

Ausgangsstellung:
Langsitz. Die Hände liegen mit den Handflächen nach oben gerichtet neben den Oberschenkeln.

Ausatmend neige den Oberkörper weit nach vorne und bewege gleichzeitig die Hände in Richtung Füße.
Einatmend richte den Oberkörper auf und strecke die Arme und den Rücken weit nach oben aus. Schließe die Hände zu Fäusten, beuge die Ellbogen, mache den Rücken rund und neige gleichzeitig den Oberkörper nach hinten.
Ausatmend öffne die Hände und bewege sie seitlich entlang der Beine in Richtung Füße, während sich der Oberkörper nach vorn neigt.

10-mal vorwärts und 10-mal rückwärts.

Beachte:
Die Neigung des Oberkörpers nach vorne und hinten soll hauptsächlich von den Hüftgelenken aus durchgeführt werden. Achte besonders beim Zurückneigen darauf, daß Du kein „Hohlkreuz“ machst, sondern Becken und Rücken gleichzeitig nach hinten bewegst. Bei der Bewegung nach vorne soll sich primär der Bauch zu den Oberschenkeln bewegen und nicht der Brustkorb. Dadurch vermeidest Du, daß der Rücken zu rund gemacht wird und sich das Becken zu wenig mit nach vorne bewegt.

Abb. 172

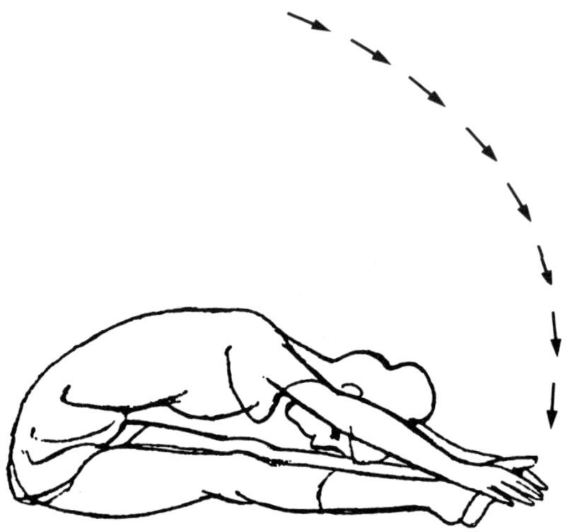

Gut für:
Kräftigt die Bauchmuskeln, den Rücken und die Armmuskulatur. Fördert die Beweglichkeit der Hüftgelenke, der Schultern und der Wirbelsäule. Wirkt vertiefend auf die Atmung, regt den Kreislauf an und unterstützt eine gute Körperkondition.

Vorsicht:
Verursacht die Bewegung Schmerzen im Bereich der Lendenwirbelsäule, dann führe sie kleiner durch.

Entspanne Dich in Rückenlage und fühle die Wirkungen der Asanas auf den Körper, Atem und Kreislauf nach.

STRECKUNG DER BRUSTWIRBELSÄULE

Ausgangsstellung:
Fersensitz *(Vajrasana)*. Die Hände liegen auf den Oberschenkeln. Der Rücken ist gerade.

Atme tief ein.
Ausatmend neige den Oberkörper nach vorn und schiebe die Hände entlang des Bodens so weit nach vorn, bis sich das Becken von den Fersen abheben muß und die Oberschenkel senkrecht zum Boden stehen. Arme und Stirn liegen am Boden. Die Arme und der Rücken sind gestreckt.
Bleibe 10 Atemzüge in der Position.
Atme tief in den Rücken ein und aus. Spüre bewußt die Dehnung des Rückens bei der Einatmung und laß besonders den Brustkorb mit jeder Ausatmung entspannter in Richtung Boden sinken.

Abb. 173

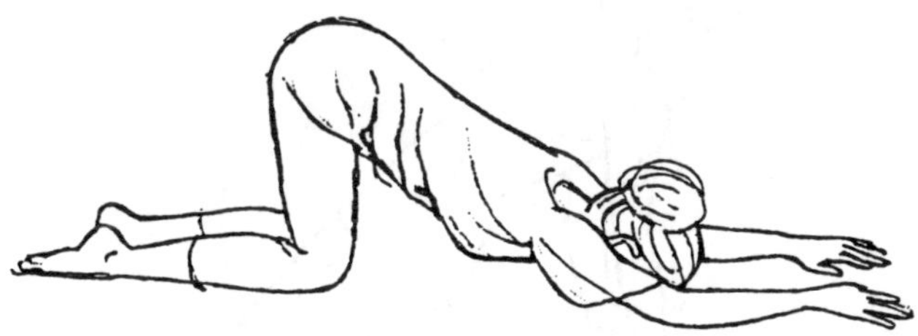

Gut für:
Fördert die Streckung der Brustwirbelsäule. Wirkt entspannend und harmonisierend auf den ganzen Körper und auf die Becken- und Bauchorgane. Vertieft die Atmung und unterstützt eine gleichmäßige Ausbreitung der Atemluft in alle Bereiche der Lungen. Fördert eine aufrechte Körperhaltung. Durchblutet das Gehirn und die Sinnesorgane im Kopfbereich, fördert die Konzentration und wirkt beruhigend auf den Geist.

Vorsicht:
Bereitet Dir die Streckung der Wirbelsäule Beschwerden, so bewege den Körper etwas weiter nach hinten, so daß sich das Becken den Fersen nähert. Dadurch wird die Streckung der Wirbelsäule geringer. Hast Du bei der Position Schmerzen in den Schultergelenken, so beuge die Arme etwas an, um die Gelenke zu entlasten.
Bei Bluthochdruck, erhöhtem Augendruck oder Schwindel soll die Übung nicht durchgeführt werden.

SETUASANA (BRÜCKE) - Variation

Ausgangsstellung:
Fersensitz *(Vajrasana)*. Die Knie sind auseinander und die Hände stützen hinter dem Körper am Boden, mit den Fingerspitzen nach hinten gerichtet.

Einatmend hebe das Becken hoch, so daß die Hüftgelenke möglichst gut gestreckt werden. Der Nacken bleibt dabei in einer Linie mit dem Rücken, so daß der Kopf nicht nach hinten hängt.
Ausatmend kehre langsam in die Ausgangsstellung zurück.
4-mal im Atemrhythmus. Das 5.Mal bleibe 5 Atemzüge in der Position.

Abb. 174

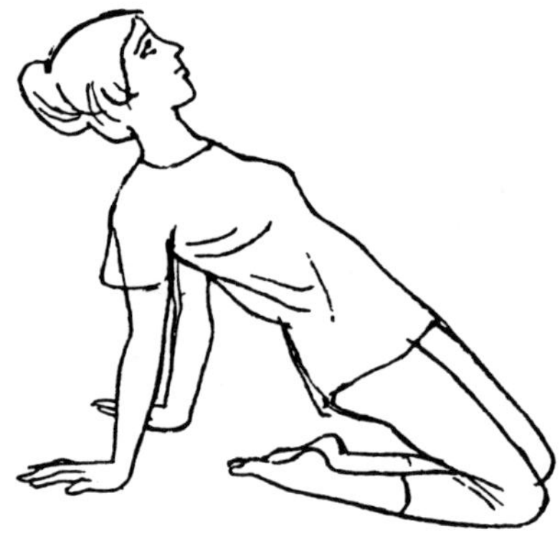

Gut für:
Dehnt den vorderen Bereich der Hüftgelenke und wirkt korrigierend auf die Beckenstellung. Kräftigt die Oberschenkel- und Beckenmuskulatur sowie die Muskeln des Rückens, der Schultern und der Arme. Wirkt gegen Rundrücken und fördert eine gute Körperhaltung. „Öffnet“ den vorderen Teil des Brustkorbs und wirkt daher vertiefend auf die Atmung und hilft bei Angst und Unsicherheit.

PADASANA

Ausgangsstellung:
Langsitz.
Das linke Bein wird so abgewinkelt, daß die Ferse bei der Leiste liegt und das linke Knie nach vorn weist.
Das rechte Bein wird so abgewinkelt, daß die Ferse außerhalb der rechten Beckenseite liegt und das rechte Knie nach rechts weist.
Die Hände liegen auf dem linken Oberschenkel. Der Rücken ist gerade, und der Blick ist geradeaus gerichtet.

Einatmend lege die Handflächen aneinander und hebe die gestreckten Arme hoch, so daß sie eine Linie mit dem Rücken bilden.
Strecke die Arme und den Rücken weit aus den Hüften heraus nach oben. Der Nakken ist langgestreckt.
Ausatmend bewege den geraden Rücken und die Arme nach vorn, bis der Oberkörper auf dem linken Oberschenkel liegt und Arme und Kopf am Boden liegen.

Bleibe 5-10 Atemzüge in der Position.
Atme tief ein und aus.

Einatmend hebe den Oberkörper und die Arme hoch. Arme und Rücken und Kopf sollen dabei möglichst in einer Linie bleiben.
Ausatmend senke die Arme und lege die Hände wieder auf den linken Oberschenkel.

Beuge nun das rechte Bein so an, daß das rechte Knie nach vorn weist, und das linke Bein so, daß das linke Knie nach links weist. Die Hände liegen auf dem rechten Oberschenkel.
Wiederhole die Übung.

Abb. 175

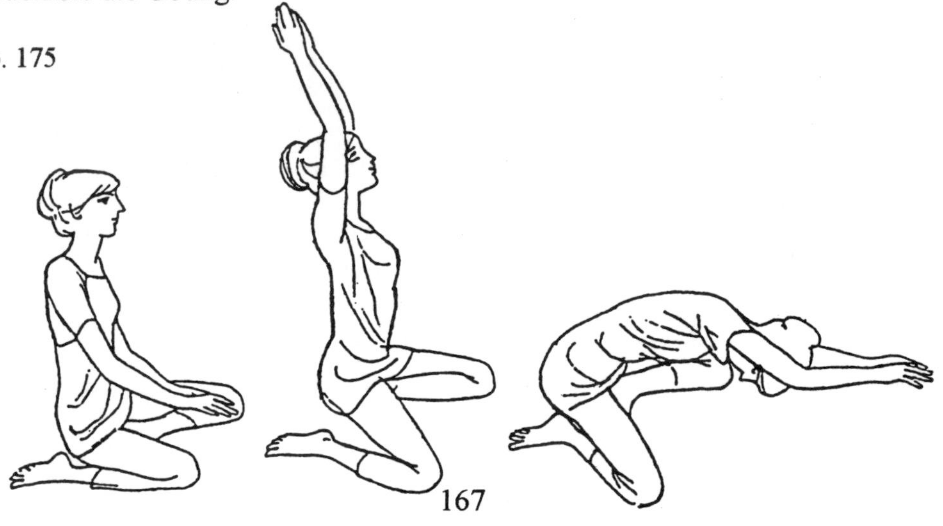

Gut für:
Kräftig den Rücken sowie die Becken- und Hüftmuskulatur. Kräftigt und entspannt zugleich die Schultergelenke, den Schultergürtel und den Nacken. Fördert die Beweglichkeit des Beckens und der Hüftgelenke. Fördert die Verdauung und vertieft die Atmung in den Rücken. Unterstützt eine gesunde Körperhaltung und wirkt beruhigend auf Körper und Geist. Durchblutet den gesamten Nacken- und Kopfbereich.

Vorsicht:
Bei Bluthochdruck, Schwindel, erhöhtem Augendruck sowie bei Beschwerden in den Knie- oder Hüftgelenken darf diese Übung nicht durchgeführt werden.

SUMERUASANA (MOUNT EVEREST-STELLUNG)

Ausgangsstellung:
Fersensitz *(Vajrasana).* Die Hände liegen auf den Oberschenkeln. Der Rücken ist gerade.

Einatmend hebe die Arme in Schulterhöhe und komme mit geradem Rücken in den Kniestand hoch.
Ausatmend stütze die Hände am Boden ab, stelle die Zehen auf und strecke die Knie, so daß der Körper einen Berg bildet, dessen Gipfel das Becken ist. Versuche den Rücken möglichst gestreckt zu halten.

Variation a)

Normal atmend bewege 10-mal abwechselnd die rechte und linke Ferse zum Boden (Tretbewegungen).
Ausatmend bewege wieder die Knie zum Boden.
Einatmend nimm den Kniestand ein.
Ausatmend komme in *Vajrasana.*

Abb. 176

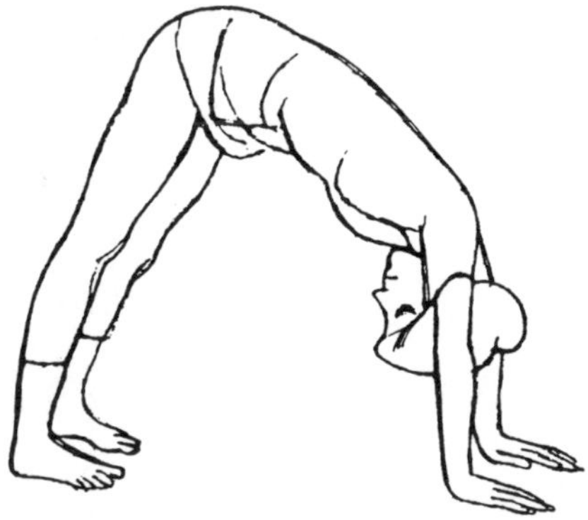

Variation b)

Nimm wieder *Sumeruasana* ein. Die Fersen bleiben nun möglichst weit vom Boden entfernt, so daß Du hoch in den Zehenstand kommst. Der Kopf hängt entspannt nach unten, und der Rücken ist gestreckt.
Bleibe 5-10 Atemzüge in dieser Position.
Ausatmend bewege wieder die Knie zum Boden.
Einatmend nimm den Kniestand ein.
Ausatmend komme in *Vajrasana.*

Gut für:
Aktiviert und harmonisiert den ganzen Körper. Hilft bei Müdigkeit und Antriebslosigkeit. Kräftigt alle Muskeln des Körpers. Unterstützt eine gute Fußbelastung. Wirkt günstig bei niedrigem Blutdruck und fördert die Durchblutung im Kopfbereich.
Varation a) dehnt außerdem noch die Wadenmuskulatur und fördert die Beweglichkeit und Durchblutung der Füße.
Variation b) fördert außerdem noch die Fußstabilität.

Vorsicht:
Vermeide diese Übung bei hohem Blutdruck, erhöhtem Augendruck oder Schwindel.

EK PAD PRANAMASANA (GRUSS AUF EINEM BEIN)

Ausgangsstellung:
Stand.
Stehe ganz entspannt. Dein Rücken ist gerade und das Becken aufgerichtet, so daß Du kein „Hohlkreuz“ machst. Laß die Spitze Deines Hinterkopfes von einem imaginären Faden nach oben ziehen, so daß der Nacken lang wird. Deine Schultern sind entspannt.
Spüre bewußt den Kontakt der Fußsohlen zum Boden. Laß die Knie ganz leicht gebeugt. Die Füße sind dann richtig belastet, wenn Du Dein Körpergewicht auf dem äußeren Rand der Fußsohle und gleichzeitig auf dem Großzehenballen und der großen Zehe spürst.

Konzentriere Dich nun auf einen ruhigen Punkt vor Dir und verlagere das Gewicht auf das linke Bein. Lege den rechten Fuß auf die Innenseite des linken Oberschenkels. Dabei zeigt das rechte Knie nach rechts außen.
Lege die Handflächen vor dem Brustbein zusammen.
Achte auf einen geraden Rücken und führe die *Yoga-Vollatmung* durch.

Bleibe eine Weile in dieser Position und führe dann die Übung mit dem anderen Bein durch.

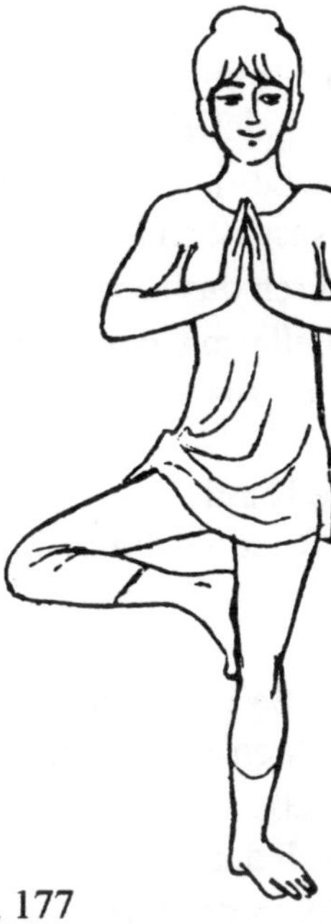

Abb. 177

Gut für:
Fördert das Gleichgewicht und die Konzentrationsfähigkeit. Unterstützt eine gute Körperhaltung sowie die Fuß- und Beinstabilität. Wirkt ausgleichend auf Körper und Geist.

Führe abschließend 3 Runden KHATU PRANAM durch.

Anschließend entspanne Dich und fühle die Wirkungen der Übungen nach.

3. STUFE VON PRANAYAM: **NADI SODHAN 3**

Setze Dich in eine bequeme Position, in der Du den Rücken gerade halten und Deinen Körper entspannen kannst.
Schließe die Augen und konzentriere Dich auf die Bewegungslosigkeit Deines Körpers.
Richte nun die Aufmerksamkeit auf die Atmung. Nimm bewußt Deine entspannten Ein- und Ausatemzüge wahr.

- Lege dann Zeige- und Mittelfinger der rechten Hand auf das Augenbrauen-Zentrum.
- Verschließe mit dem Daumen das rechte Nasenloch und atme durch das linke Nasenloch tief ein.
- Verschließe dann mit dem Ringfinger das linke Nasenloch und atme durch das rechte Nasenloch aus.
- Atme durch das rechte Nasenloch wieder ein.
- Verschließe mit dem Daumen das rechte Nasenloch und atme durch das linke Nasenloch aus.

Das ist eine Runde.
Führe 10 Runden durch und konzentriere Dich anschließend auf den normalen Atem.

- Verschließe dann mit dem Ringfinger das linke Nasenloch und atme durch das rechte Nasenloch tief ein.
- Verschließe mit dem Daumen das rechte Nasenloch und atme durch das linke Nasenloch aus.
- Atme durch das linke Nasenloch wieder ein.
- Verschließe mit dem Ringfinger das linke Nasenloch und atme durch das rechte Nasenloch aus.

Führe 10 Runden durch und konzentriere Dich anschließend auf den normalen Atem.

Stufe 8

Entspannungs- und Atemübung

Entspanne Dich in bequemer Rückenlage. Löse Dich von Deinen „Alltags-Gedanken“ und widme Dich ganz der Entspannung Deines Körpers.
Lenke dann die Aufmerksamkeit auf Deinen Atem.
Spüre Deine *Ein-* und *Ausatmung* und die *Atempause*.
Fühle, wie die Einatmung den Bauch- und Brustraum dehnt und wie sich bei der Ausatmung Brust- und Bauchraum entspannen.
Sei nur Beobachter Deines Körpers und Deiner Atmung und widme Dich ganz Deiner Entspannung.
Fühle Dich wohl in Dir selbst.

Körperübungen (Asanas)

KNIE ZUM KOPF IN RÜCKENLAGE

Ausgangsstellung:
Rückenlage. Die Arme liegen neben dem Körper. Der Nacken ist langgestreckt.

Variation a)

Einatmend beuge das rechte Bein und umfasse das Knie mit beiden Händen.
Ausatmend bewege die Stirn zum Knie. (Achte dabei darauf, daß Du die Schultern nicht hinaufziehst.)
Einatmend lege den Kopf wieder zurück und strecke das rechte Bein nach oben aus.
Ausatmend lege das gestreckte Bein auf den Boden.

Führe die Übung mit jedem Bein 3-mal durch.

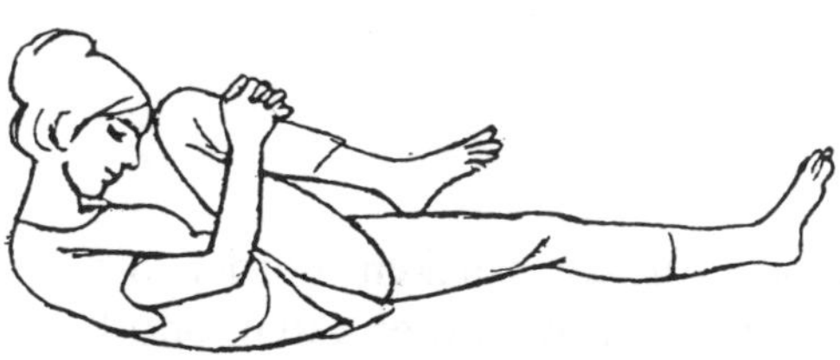

Abb. 178

Gut für:
Dehnt die Muskeln im Lendenbereich und die hintere Beinmuskulatur. Wirkt mobilisierend auf die Iliosakralgelenke. Wirkt kräftigend auf die Hals- und Bauchmuskeln. Unterstützt eine gesunde Verdauung.

Variation b)

Einatmend beuge beide Beine an und umfasse die Knie mit den Händen.
Ausatmend hebe den Kopf zu den Knien.
Normal atmend rolle den Körper kopf- und fußwärts.

Beachte:
Beginne mit kleinen „Rollbewegungen“ und vergrößere sie langsam je nach Deinem Gefühl. Die Bewegung soll angenehm entspannend sein und darf keine Schmerzen verursachen.

Abb. 179

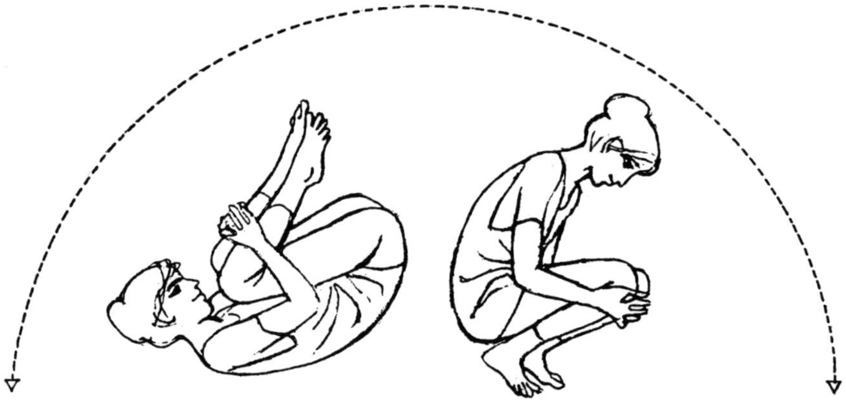

Gut für:
Wirkt wie eine Massage für den Rücken. Fördert die Beweglichkeit und Durchblutung des Rückens. Aktiviert den Körper, Atem und Kreislauf. Regt die Nierentätigkeit und Leberfunktion an.

SEITLICHES NEIGEN

Ausgangsstellung:
Langsitz. Die Finger sind hinter dem Kopf verschränkt. Die Ellbogen weisen auf die Seite und werden leicht nach hinten gedrückt. Der Rücken ist gerade.

Atme tief ein.
Ausatmend neige den Oberkörper auf die rechte Seite.
Einatmend richte den Oberkörper wieder auf.
Ausatmend neige den Oberkörper auf die linke Seite.
2-mal im Atemrhythmus.

Anschließend *verweile 5 Atemzüge* lang auf jeder Seite. Nimm dabei die Atembewegungen auf der gedehnten Brustkorbseite bewußt wahr.

Beachte:
Achte darauf, daß Du bei der seitlichen Neigung beide Beckenseiten am Boden läßt, so daß die Neigung nur im Oberkörper stattfindet.
Rücken und Kopf sollen bei der Bewegung nicht gebeugt werden - es soll eine rein seitliche Bewegung stattfinden. Fällt es Dir schwer, den Rücken gestreckt zu lassen, dann beuge die Knie etwas an.

Abb. 180

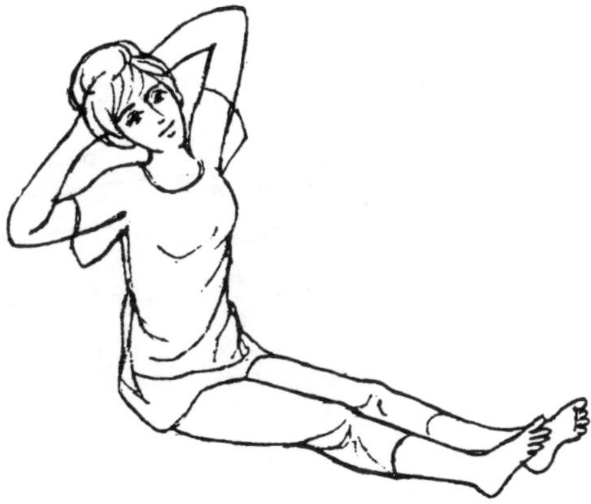

Gut für:
Fördert die Atmung in die seitlichen Bereiche des Brustkorbes und dehnt die seitliche Rumpfmuskulatur. Wirkt ausgleichend bei einer Schiefhaltung der Wirbelsäule und bei Skoliose. Kräftigt die Schulterblatt- und Rückenmuskulatur und fördert eine aufrechte Körperhaltung.

BHUMANANASANA (GRUSS DER ERDE)

Ausgangsstellung:
Langsitz. Der Rücken ist gerade. Die Hände liegen auf den Oberschenkeln.

Einatmend hebe die Arme in Schulterhöhe.
Ausatmend neige den geraden Oberkörper etwas zurück und drehe Dich dann nach rechts. Stütze die Hände hinter dem Körper am Boden ab und bewege die Stirn zum Boden.
Hebe dabei die linke Beckenseite so wenig wie möglich vom Boden ab.
Einatmend richte den Oberkörper wieder auf und drehe ihn nach vorn.
Ausatmend senke die Arme.
Führe die Übung auf jede Seite 2-mal durch.

Anschließend verweile auf jeder Seite 5 Atemzüge lang und versuche, den Rücken mit jeder Ausatmung besser zu entspannen.

Beachte:
Verursacht die Position in der Schulter des hinten aufgestützen Armes Schmerzen, so kannst Du den Arm auch hinter den Rücken auf den Boden legen.

Abb. 181

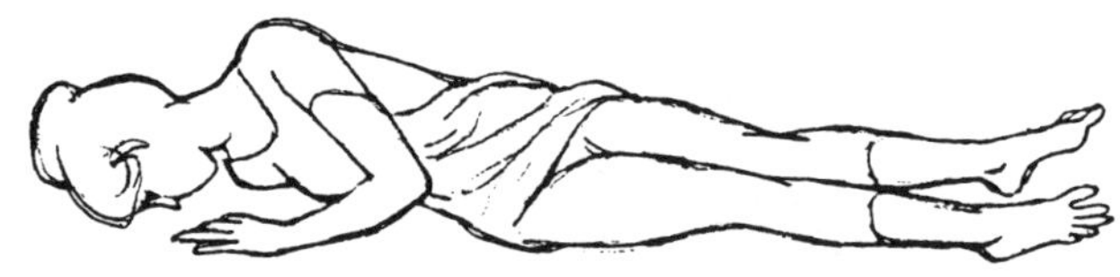

Gut für:
Fördert die Beweglichkeit der Wirbelsäule. Entspannt und durchblutet besonders die tiefen Schichten der Rückenmuskeln. Dehnt die seitliche Rumpfmuskulatur und wirkt vertiefend auf die Atmung.

VORBEUGEN IM FERSENSITZ

Ausgangsstellung:
Fersensitz.
Die Finger sind hinter dem Kopf verschränkt.

Ausatmend laß den Kopf nach vorn hängen und mache den Rücken rund. Die Ellbogen weisen nach unten.
Einatmend richte den Rücken und Kopf wieder auf und bewege die Ellbogen nach hinten.
4-mal im Atemrhythmus. Das 5.Mal bleibe 5 Atemzüge lang in der gebeugten Stellung.

Abb. 182

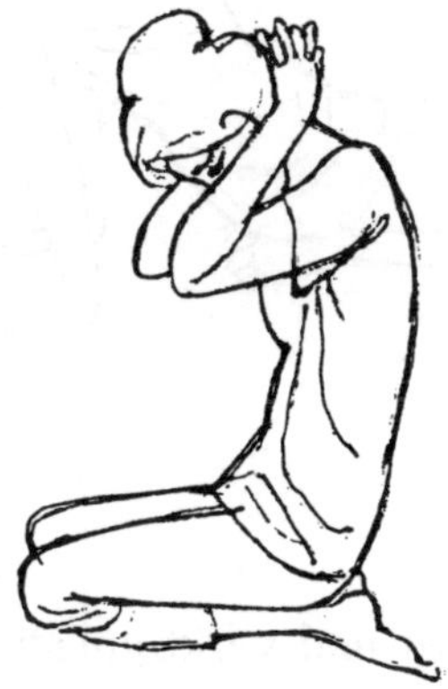

Gut für:
Dehnt die Nackenmuskeln und entspannt den Bereich der Schulterblätter und der Brustwirbelsäule.

NACH HINTEN BEUGEN IM FERSENSITZ

Ausgangsstellung:
Fersensitz. Die Hände sind hinter dem Körper am Boden abgestützt. Der Kopf hängt locker nach hinten. Der Unterkiefer soll dabei ganz entspannt sein.

Verweile in der Position 10 Atemzüge lang und atme etwas tiefer als normal *durch die Nase ein und durch den Mund aus.*

Führe die Übung 2-mal durch.

Abb. 183

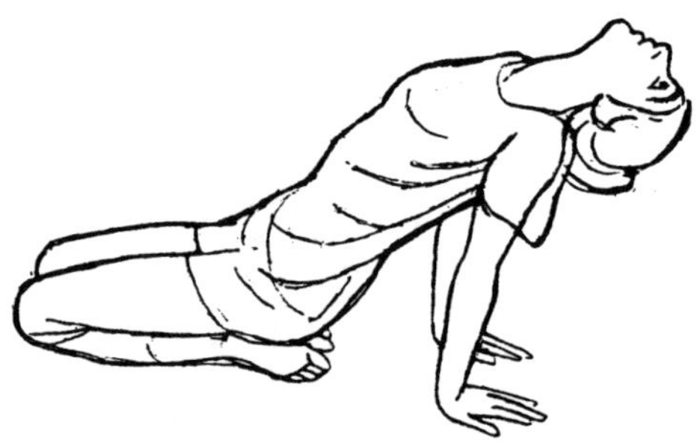

Gut für:
Dehnt die Muskulatur des Halses und wirkt günstig bei Erkrankungen im Halsbereich. Vertieft die Atmung und unterstützt eine gesunde Verdauung. Wirkt aktivierend und harmonisierend auf den ganzen Körper und unterstützt eine gute Körperhaltung.

Vorsicht:
Bereitet das Nach-hinten-Neigen des Kopfes Schmerzen oder treten Schwindelgefühle auf, so führe diese Übung nicht durch. Vermeide die Übung ebenso bei erhöhtem Augendruck oder bei instabiler Halswirbelsäule.

YOGA MUDRA

Ausgangsstellung:
Fersensitz. Der Rücken ist gerade und die Spitze des Hinterkopfes wird von einem imaginären Faden nach oben gezogen. Die Hände liegen auf den Oberschenkeln.

Variation a)

Einatmend bewege die Hände hinter den Rücken und umfasse mit der rechten Hand das linke Handgelenk.

Ausatmend neige den geraden Rücken etwas nach vorne. Der Nacken bleibt in einer Linie mit den Rücken.
Verweile 5 Atemzüge lang in der Position.

Ausatmend neige den geraden Rücken etwas weiter nach unten.
Verweile 5 Atemzüge in der Position.
Ausatmend neige den geraden Rücken weiter nach unten.
Verweile 5 Atemzüge in der Position.

Ausatmend lege den Bauch auf die Oberschenkel und die Stirn auf den Boden.
Verweile 5 Atemzüge in der Position. Atme bewußt in den Rücken ein und aus.

Einatmend richte den geraden Rücken wieder auf.
Ausatmend lege die Hände auf die Oberschenkel.

Abb. 184

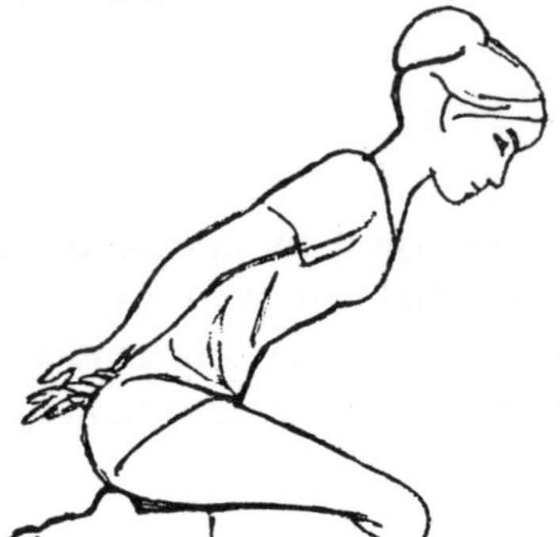

Variation b)

Einatmend bewege die Hände hinter den Rücken und umfasse mit der linken Hand das rechte Handgelenk.
Ausatmend bewege den geraden Oberkörper nach unten, bis der Bauch auf den Oberschenkeln und die Stirn auf dem Boden liegt.
Einatmend hebe den Kopf und die Schultern, so daß Rücken, Nacken und Kopf eine gerade Linie bilden. Der Blick ist zum Boden gerichtet. Bewege dabei die Schulterblätter nach hinten. Die Arme sind gestreckt.
Ausatmend senke den Kopf und die Schultern wieder zum Boden.
3-mal im Atemrhythmus.
Einatmend richte den geraden Oberkörper wieder auf.
Ausatmend lege die Hände auf die Oberschenkel.

Abb. 185

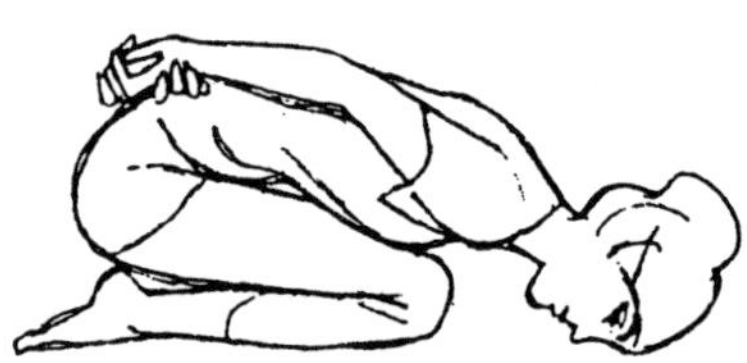

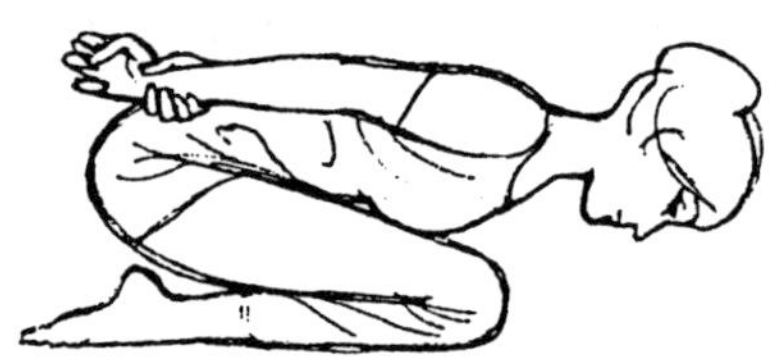

Gut für:
Kräftigt die Rücken- und Nackenmuskulatur und schult das richtige Vorbeugen und Aufrichten des Oberkörpers mit stabilisiertem Rücken. Fördert daher eine gute Körperhaltung und ein für die Wirbelsäule schonendes Vorbeugen. Wirkt günstig gegen Rundrücken. Entspannt den Nacken- und Schulterblätterbereich und durchblutet den Kopf.

Vorsicht:
Bei Bluthochdruck, erhöhtem Augendruck und Schwindel soll die Übung nicht durchgeführt werden.

ARDHA CHAKRASANA (HALBKREIS)

Ausgangsstellung:
Kniestand. Der Rücken ist gerade. Das linke Bein ist seitlich nach links ausgestreckt. Die linke Fußspitze weist nach außen, die Fußsohle ist am Boden.

Einatmend hebe die Arme seitlich bis in Schulterhöhe hoch.
Ausatmend neige den Oberkörper nach links und bewege die linke Hand entlang des linken Oberschenkels in Richtung linken Fuß. Gleichzeitig bewege den rechten Arm über den Kopf.
Verweile 5 Atemzüge lang in der Position.
Einatmend richte den Oberkörper wieder auf und führe die Übung auf die andere Seite durch.

Beachte:
Achte bei der Seitneigung nach links darauf, daß die rechte Beckenseite vorne bleibt, so daß das rechte Hüftgelenk gestreckt ist. Bei der Seitneigung nach rechts soll die linke Beckenseite vorne bleiben.

Abb. 186

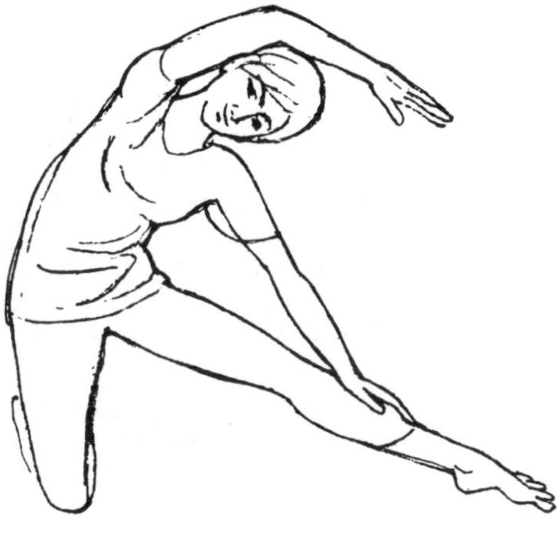

Gut für:
Dehnt die seitliche Rumpfmuskulatur sowie die inneren Oberschenkelmuskeln. Fördert die seitliche Brustkorbatmung. Harmonisiert die Körperhaltung, besonders bei Schiefhaltung der Wirbelsäule oder Skoliose. Fördert eine gute Beckenstabilisation und aktiviert die Funktion der Bauchorgane und Nieren. Wirkt allgemein belebend.

KATIASANA (RUMPFDREHUNG)

Ausgangsstellung:
Kniestand. Das rechte Bein ist vor dem Körper am Boden aufgestellt, so daß der rechte Unterschenkel senkrecht zum Boden steht. Das Knie steht genau über dem Fußgelenk (es soll nicht nach innen oder außen fallen), so daß der Fuß richtig belastet wird.
Die Hände liegen auf dem rechten Knie. Der Rücken ist gerade und der Blick nach vorne gerichtet.

Einatmend hebe beide Arme seitlich bis in Schulterhöhe hoch.
Ausatmend drehe den Oberkörper nach links und neige ihn nach hinten, bis die linke Hand die linke Ferse berührt. Der Blick ist zur linken Ferse gerichtet. Die rechte Hand liegt auf dem rechten Knie. Achte dabei darauf, daß Du die linke Beckenseite vorne läßt, so daß die linke Hüfte gestreckt bleibt.
Verweile 5 Atemzüge in der Position.
Einatmend richte den Oberkörper wieder auf und strecke die Arme seitlich aus.
Ausatmend lege die Hände auf das rechte Knie.

Führe die Übung auf die andere Seite durch.

Abb. 187

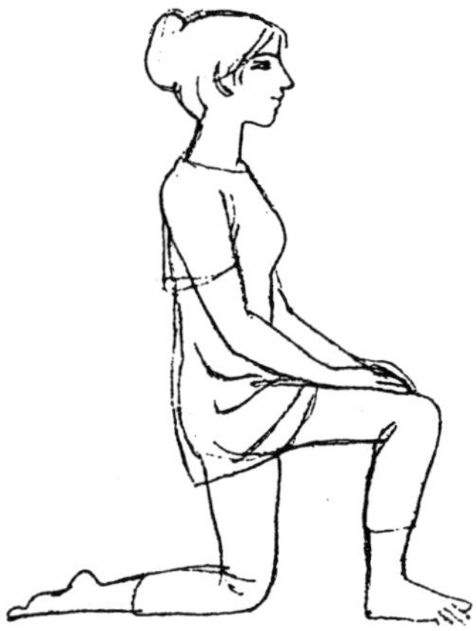

Gut für:
Dehnt die Hüftbeugemuskeln und wirkt korrigierend auf die Beckenstellung. Kräftigt die Rücken- und Gesäßmuskulatur und fördert die Beweglichkeit der Wirbelsäule. Aktiviert die Verdauung und die Funktion der Nieren.

Vorsicht:
Bereitet Dir die Übung Schmerzen im Bereich der Lenden- oder Halswirbelsäule, dann führe sie nicht durch.

HANSASANA (SCHWAN)

Ausgangsstellung:
Stand. Entspanne den Körper im Stehen.
Spüre Deinen ganzen Körper vom Kopf bis zu den Füßen.
Laß die Spitze des Hinterkopfes von einem imaginären Faden nach oben ziehen.
Laß den Schultergürtel entspannt auf dem Brustkorb liegen.
Beide Arme hängen locker seitlich des Körpers nach unten.
Der Rücken ist entspannt, aber aufrecht, und Dein Becken ist aufgerichtet, so daß Du nicht im „Hohlkreuz" stehst.
Die Knie sind ganz leicht gebeugt und die Füße gleichmäßig belastet.

Bringe nun die Belastung auf das rechte Bein.
Hebe das rechte Bein gebeugt nach hinten hoch und halte mit der rechten Hand den rechten Fuß.
Hebe den linken Arm gestreckt nach oben.
Langsam bewege den Oberkörper und den linken Arm nach vorne und gleichzeitig den rechten Fuß nach oben. Die rechte Beckenseite soll sich dabei nicht nach hinten drehen. Das linke Knie ist ganz leicht gebeugt.
Halte die Stellung einige Atemzüge lang.
Kehre langsam wieder in die Ausgangsstellung zurück und führe die Übung mit dem anderen Bein durch.

Beachte:
Hast Du Schwierigkeiten, das Gleichgewicht zu halten, so stelle Dich vor eine Wand. Stütze Dich mit einer Hand vorne an der Wand ab, wobei der Arm gestreckt ist. Mit der anderen Hand hältst Du den Fuß der gleichen Seite. Beim Nach-vorne-Neigen des Oberkörpers beugst Du den Ellbogen des stützenden Armes, bis der ganze Unterarm an der Wand stützt.

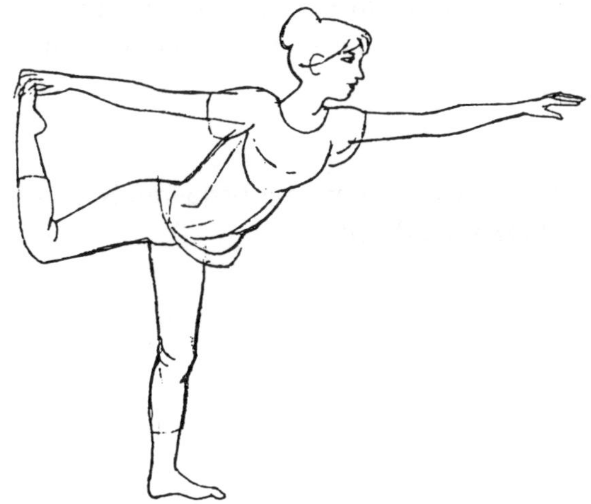

Abb. 188

Gut für:
Schult das Gleichgewicht und die Einbeinbelastung. Fördert die Bein- und Fußstabilität. Dehnt die vordere Oberschenkel- und Hüftmuskulatur. Wirkt korrigierend auf die Beckenstellung und mobilisierend auf die Iliosakralgelenke. Aktiviert die Funktion der Beckenorgane. Fördert die Streckung des Rückens sowie die Dehnung der Vorderseite des Brustkorbes und unterstützt dadurch eine gute Körperhaltung. Wirkt vertiefend auf die Atmung. Wirkt ausgleichend auf das Nervensystem und schult die Konzentratrionsfähigkeit sowie das Körperbewußtsein.

Vorsicht:
Bereitet die Übung Schmerzen im Bereich der Lendenwirbelsäule, so soll bei aufrechter Körperhaltung der Fuß von der gleichseitigen Hand hinter dem Becken gehalten werden, während der gegenüberliegende Arm nach oben gestreckt wird. Auf das Nach-vorne-Neigen des Oberkörpers und das Nach-hinten-Strecken des Beines soll in diesem Fall verzichtet werden. Dadurch erreicht man ebenfalls eine leichte Dehnung der vorderen Oberschenkelmuskulatur sowie die Schulung der Einbeinbelastung, ohne die Lendenwirbelsäule in Richtung Streckung zu belasten.

Beende die Übungsstunde mit 3 Runden **KHATU PRANAM**.

Entspanne Dich anschließend in Rückenlage und fühle die Wirkungen der Asanas auf Deinen Körper und Deine Atmung nach. Spüre den Kreislauf und Deinen Herzschlag. Mache Dir auch die Wirkungen der Übungen auf Deine Gedanken, Gefühle und auf Dein allgemeines Wohlbefinden bewußt.

Abschließend nimm eine bequeme Sitzposition ein und führe **Pranayam – NADI SODHAN 3** durch.

Yoga-Übungsprogramm im Sitzen

Für diese Übungsstufe wurden jene Yogaübungen ausgesucht, die sich auch als „Pausenprogramm“ am Arbeitsplatz eignen. Das Übungsprogramm ist auch für diejenigen gedacht, die nicht am Boden üben können. Ideal ist ein Hocker oder ein Sessel mit gerader, härterer Sitzfläche und ohne Armlehnen. Die Übungen können aber ebenso auf jedem Bürosessel durchgeführt werden.

Richtige Ausgangsstellung für alle Übungen:

Setze Dich auf dem Sessel so weit nach vorne, daß nur mehr das Becken unterstützt ist und die Oberschenkel nicht mehr auf der Sitzfläche aufliegen.
Die Füße stehen hüftbreit auseinander und mit der ganzen Fußsohle am Boden.
Mache nun Deinen Rücken gerade, indem Du das Becken nach vorne bewegst (aber nur so weit, daß Du kein „Hohlkreuz“ machst). Stelle Dir einen Faden an der Spitze des Kopfes vor, der Dich sanft nach oben zieht. Rücken und Nacken bilden nun eine gerade Linie.
Die Hände liegen auf den Oberschenkeln.

Mit 5 tiefen Atemzügen entspanne Dich in dieser Stellung.

- Entspanne Deine Finger, Hände, Arme und Schultern.
- Entspanne Deinen Nacken, Kopf und Dein ganzes Gesicht.
- Entspanne Deinen Rücken.
- Entspanne Deine Beine und Füße.
- Entspanne Deinen Bauch und den Brustkorb.

Nun lenke die Aufmerksamkeit auf die Atmung.
Lege die Hände auf den Bauch und spüre die Atembewegung:

- *einatmend* bewegt sich der Bauch nach außen;
- *ausatmend* bewegt sich der Bauch hinein.

5 Atemzüge.

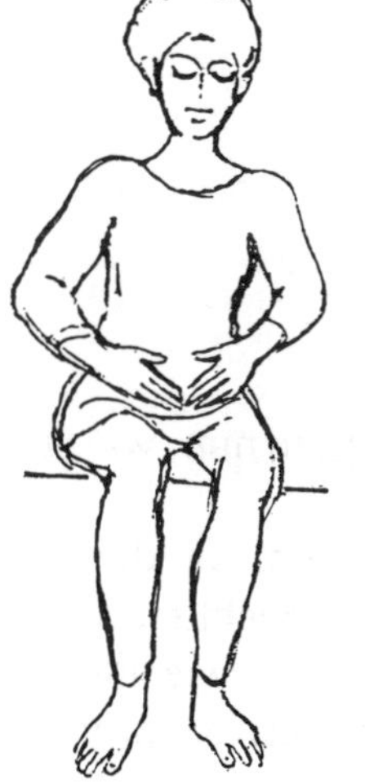

Abb. 189

Lege die Hände auf die Rippen
und spüre die Atembewegung:

- *einatmend* dehnt sich der Brustkorb;
- *ausatmend* wird der Brustkorb wieder schmäler.

5 Atemzüge.

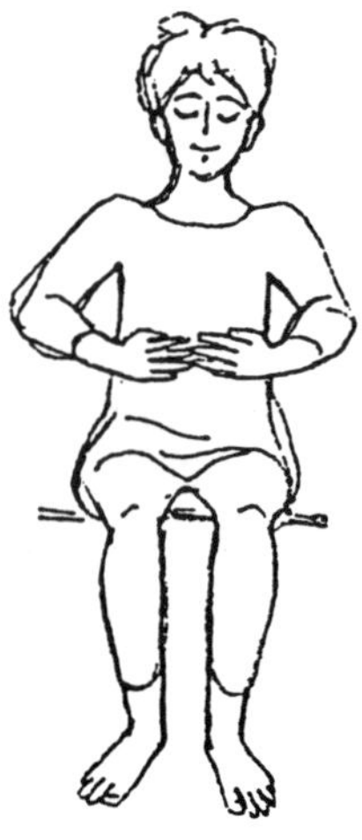

Abb. 190

Lege die Hände auf den Rücken
zu den unteren Rippen.
Spüre die Atembewegung:

- *einatmend* wird der untere Rücken weiter;
- *ausatmend* wird der untere Rücken schmäler.

5 Atemzüge.

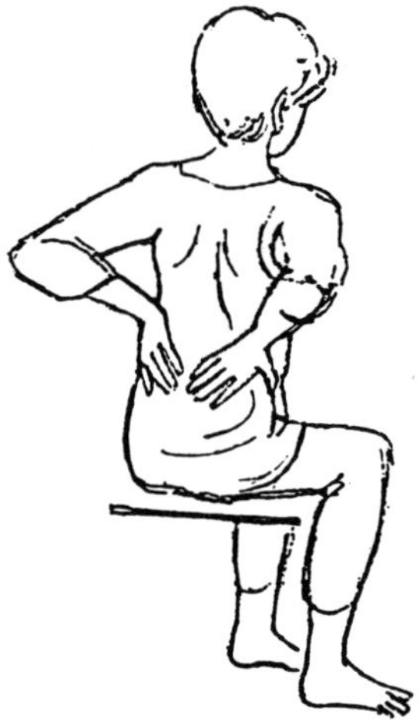

Abb. 191

Spüre nun, wie sich der Atem im Bauch- und Brustraum in alle Richtungen ausbreitet.
Spüre, wie die *Einatmung* den Bauch und Rücken *dehnt* und dann den Brustkorb in alle Richtung weitet.
Spüre, wie die *Ausatmung* zuerst den Brustkorb und dann den Bauchraum und Rücken *schmäler* werden läßt.

NACKENENTSPANNUNG

Variation a)

Einatmend mache den Nacken bewußt lang.
Ausatmend neige den Kopf seitlich nach rechts.
Einatmend bewege den Kopf wieder zur Mitte.
Ausatmend neige den Kopf seitlich nach links.
5-mal langsam in Atemrhythmus.

Beachte:
Laß Deine Schultern entspannt. Entspanne bewußt die seitliche Nackenmuskulatur bei der Seitneigung des Kopfes. Atme langsam und tief mit der *Yoga-Vollatmung* (=Atmung in Bauch und Brustkorb).

Gut für:
Entspannt den Nacken- und Schultergürtelbereich. Dehnt die seitliche Nackenmuskulatur.

Vorsicht:
Führe die Bewegung nur so weit durch, wie sie schmerzfrei möglich ist.

Abb. 192

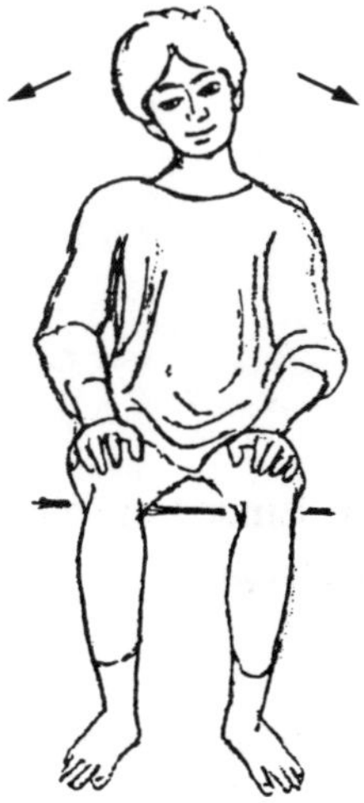

Variation b)

Einatmend mache den Nacken bewußt lang.
Ausatmend beuge den Kopf nach vorne.
Einatmend hebe den Kopf, mache den Nacken wieder lang. Bewege nun den Kopf so weit nach hinten, wie es schmerzfrei möglich ist.
5-mal langsam und bewußt im Atemrhythmus.

Beachte:
Spüre die Dehnung der Nackenmuskulatur, beim Nach-vorn-beugen des Kopfes. Spüre die Dehnung der Halsmuskeln, beim Nach-hinten-strecken des Kopfes - laß dabei den Unterkiefer ganz locker.

Abb. 193

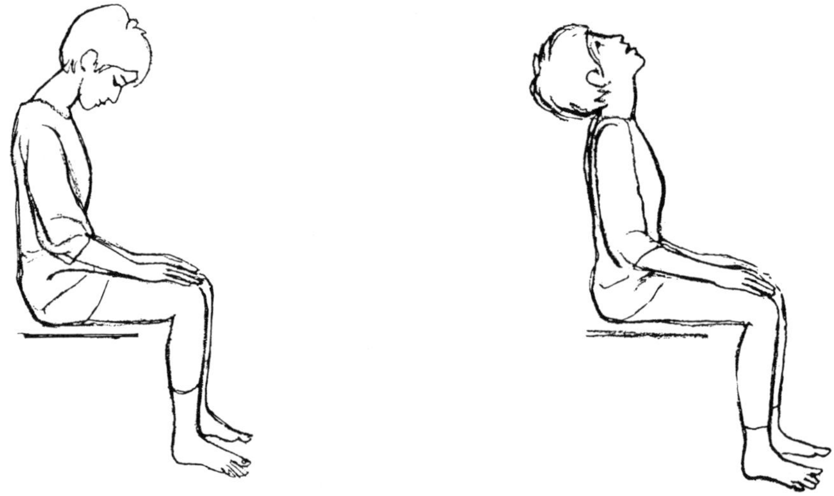

Gut für:
Dehnt die Nacken- und Halsmuskeln. Entspannt das Gesicht, die Unterkiefermuskeln, den Kau-, Schluck- und Stimmbereich.

Vorsicht:
Nach einem akuten Bandscheibenvorfall und nach einer Bandscheibenoperation im Bereich der Halswirbelsäule muß das Nach-hinten-bewegen des Kopfes vermieden werden. Ebenso soll diese Bewegung bei Schmerzen, Instabilität oder Schwindel nicht durchgeführt werden. In diesen Fällen soll der Kopf bei der Einatmung nur bis zur Mittelstellung bewegt werden.

Variation c)

Ausatmend beuge den Kopf nach vorn, das Kinn bewegt sich zum Brustbein.
Einatmend bewege das Kinn entlang des Brustkorbes in einem Viertelkreis zur rechten Schulter.
Ausatmend bewege das Kinn wieder zum Brustbein.
Einatmend bewege das Kinn in einem Viertelkreis zur linken Schulter.
5-mal langsam im Atemrhythmus.

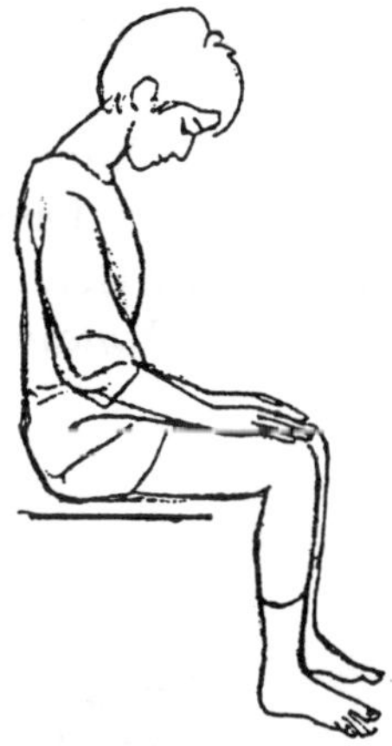

Abb. 194

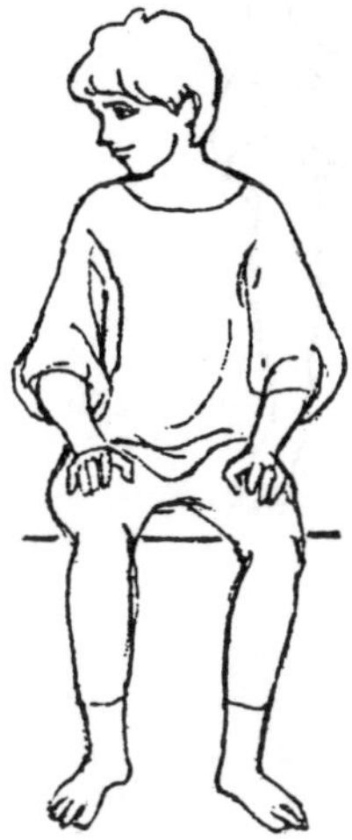

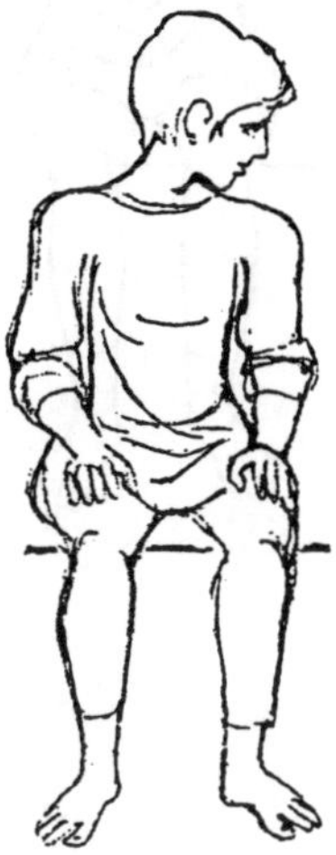

Gut für:
Entspannt die Nacken- und Halsmuskeln.

ARME HOCHSTRECKEN

Die Finger liegen auf den Schultern.

Einatmend strecke die Arme weit nach oben.
Strecke dabei den ganzen Oberkörper aus den Hüften heraus hoch.
Ausatmend bewege die Hände wieder zu den Schultern.
5-mal mit tiefer *Yoga-Vollatmung*.

Abb. 195

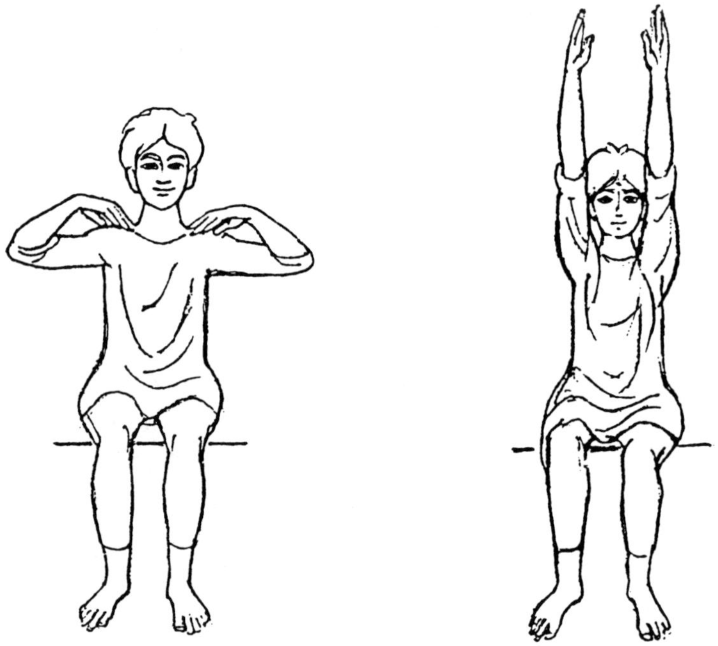

Gut für:
Fördert eine aufrechte Körperhaltung. Streckt den Rücken und die seitlichen Bereiche des Brustkorbes. Erhält die Schultergelenke beweglich und fördert eine tiefe Atmung. Wirkt einem Rundrücken entgegen.

SCHULTERKREISEN

Die Finger liegen auf den Schultern. Die Ellbogen weisen nach vorne
Einatmend mit den Ellbogen eine große Kreisbewegung nach hinten durchführen.
Ausatmung die Ellbogen in einer großen Kreisbewegung nach vorne führen.
5-mal im Atemrhythmus.
Anschließend 5 Kreise in Gegenrichtung durchführen.
5 weitere Kreise so durchführen, daß ein Ellbogen dem anderen folgt (wie beim Kraulen).
Die „Kraulbewegungen" auch in die Gegenrichtung durchführen.

Abb. 196

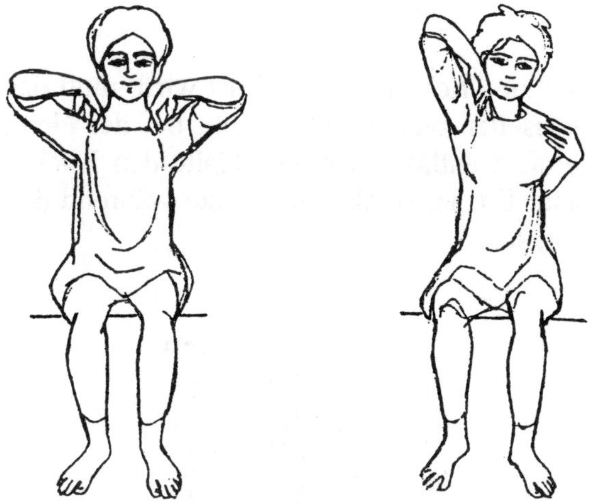

Gut für:
Fördert die Beweglichkeit der Schultergelenke. Durchblutet und entspannt den Bereich des Schultergürtels. Fördert die Beweglichkeit der oberen Rippengelenke, dehnt und kräftigt die Brustmuskulatur und unterstützt die Streckung der Brustwirbelsäule. Vertieft die Brustkorbatmung und wirkt einem Rundrücken entgegen.

SEITLICHES NEIGEN

Die Hände sind hinter dem Kopf verschränkt. Der Rücken ist gerade. Die Ellbogen werden nach hinten gedrückt.

Einatmend richte den Rücken auf und mache den Nacken lang.
Ausatmend neige den Oberkörper nach rechts.
Verweile 3 tiefe Atemzüge in dieser Stellung und spüre die Atembewegungen besonders auf der linken Brustkorbseite.
Einatmend bewege den Oberkörper zur Mitte.
Ausatmend neige den Oberkörper nach links.
Verweile 3 tiefe Atemzüge in dieser Stellung und spüre die Atembewegungen besonders auf der rechten Brustkorbseite.
3-mal auf jede Seite.

Beachte:
Damit die seitliche Neigung richtig durchgeführt wird, muß das Körpergewicht immer auf beiden Beckenseiten bleiben. Das heißt: bei der Neigung nach rechts soll die linke Beckenseite nicht entlastet werden. Halte den Rücken, den Kopf und die Ellbogen immer in einer Ebene, so als würden sie während der Übung stets mit einer Wand in Berührung sein.

Abb. 197

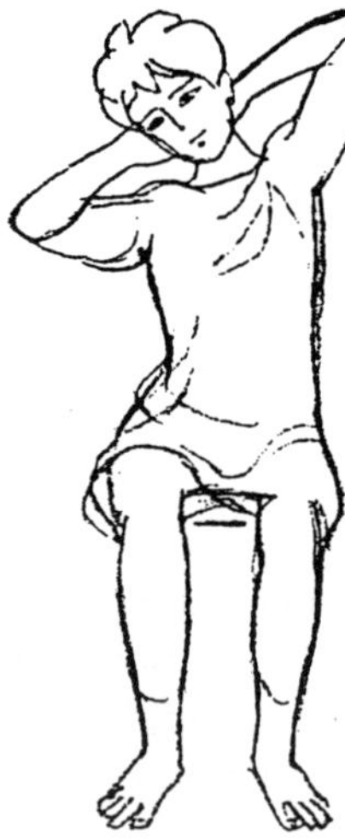

Gut für:
Dehnt die seitlichen Bereiche des Oberkörpers und fördert die Atmung in die Brustkorbseiten. Wirkt einer Skoliose (seitliche Wirbelsäulenverkrümmung) entgegen. Kräftigt den Rücken und harmonisiert die Muskelspannung im Rücken.

HANDÜBUNGEN

Die Arme sind nach vorne gestreckt. Der Rücken ist gerade.

Variation a)

Einatmend strecke und spreize die Finger.
Ausatmend schließe die Finger zu einer festen Faust (der Daumen ist innen).
5-mal im Atemrhythmus.

Beachte:
Führe die Fingerbeugung und -streckung mit großer Muskelanspannung durch. Spüre, wie sich diese Muskelaktivität über die Arme und bis zum Rücken fortsetzt. Achte darauf, daß Du die Schultern dabei nicht nach oben ziehst, sondern ganz entspannt läßt.

Abb. 198

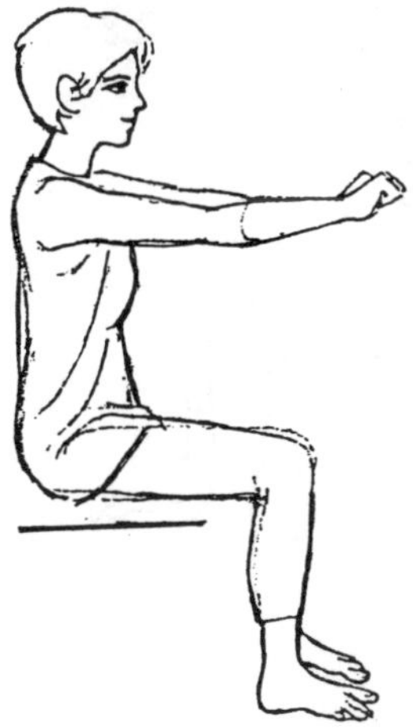

Gut für:
Durchblutet die Fingergelenke, die Handflächen und Handgelenke, kräftigt die Arme und Schultergelenke und fördert eine aufrechte Haltung. Verbessert die Stabilität der Handgelenke und Finger. Besonders gut für Menschen, die viel schreiben oder handwerklich tätig sind. Hilft auch gegen kalte oder steife Finger.

Variation b)

Die Arme sind nach vorne gestreckt, die Finger zur Faust geschlossen.

Einatmend führe mit den Fäusten einen Halbkreis nach oben durch.
Ausatmend setze die Kreisbewegung nach unten fort.
5-mal die Kreisbewegung durchführen, 5 weitere Kreise in die Gegenrichtung.

Beachte:
Achte darauf, daß Du die Schultern nicht hochziehst.

Abb. 199

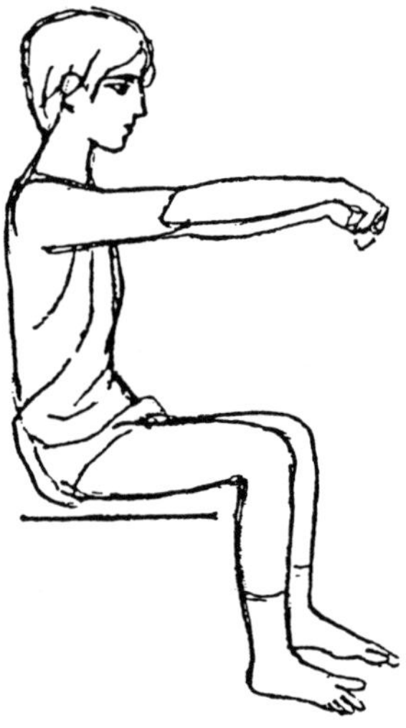

Gut für:
Verbessert die Beweglichkeit und Durchblutung der Handgelenke, kräftigt Arme und Schultern und fördert eine aufrechte Körperhaltung.

FUSSÜBUNGEN

Strecke das rechte Bein nach vorne aus.

Variation a)

Einatmend strecke und speize die Zehen.
Ausatmend beuge die Zehen.
5-mal

Abb. 200

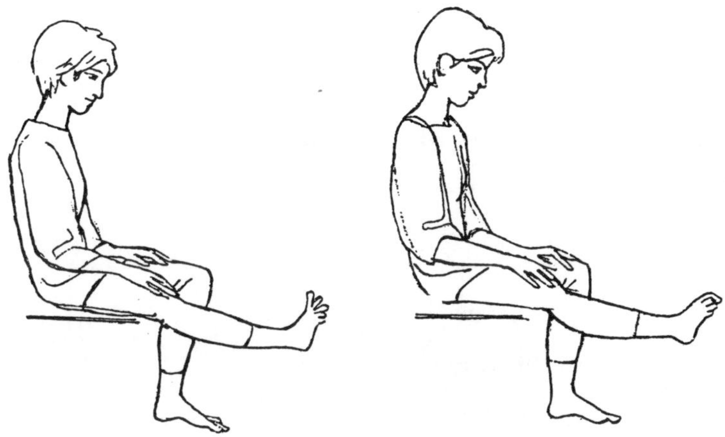

Variation b)

Einatmend ziehe die Fußspitze hoch.
Ausatmend strecke die Fußspitze aus.
Führe die Bewegungen möglichst groß durch.
5-mal

Abb. 201

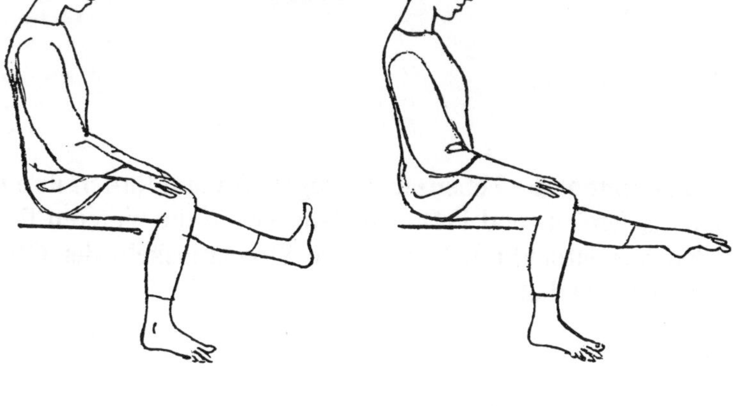

Variation c)

Einatmend führe mit dem Fuß einen Halbkreis nach oben durch.
Ausatmend setze mit der Kreisbewegung nach unten fort.
Führe 5 große Kreise durch, dann 5 weitere Kreise in die Gegenrichtung.

Führe anschließend die Übungen mit dem anderen Fuß durch.

Beachte:
Wenn es möglich ist, setze das Bein zwischen den Variationen nicht am Boden ab. Achte auf einen geraden Rücken. Mach die Bewegung so groß wie möglich, langsam und bewußt.

Abb. 202

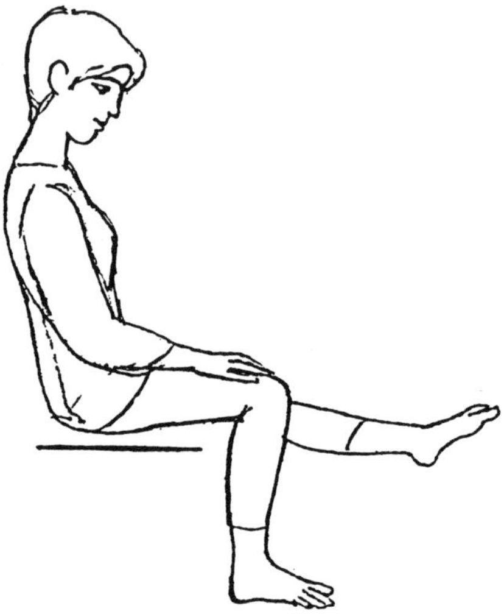

Gut für:
Durchblutet und kräftigt die Zehen- und Fußgelenke und fördert ihre Beweglichkeit. Dehnt die Unterschenkel- und Fußmuskulatur sowie die hinteren Beinmuskeln und unterstützt den Venenrückfluß. Kräftigt die Streckmuskeln der Oberschenkel und fördert eine gute Körperhaltung.

KNIE ZUM KOPF

Die Hände sind unterhalb des rechten Knies verschränkt.

Einatmend richte den Rücken gerade auf, strecke das rechte Bein nach vorne aus und ziehe die Fußspitze nach oben.
Ausatmend ziehe das gebeugte Knie zum Brustbein und bewege die Fußspitze nach unten. Laß dabei den Rücken so gerade wie möglich. Bewege dann die Nase zum Knie.
Einatmend hebe den Kopf, strecke das Bein wieder nach vorne aus und ziehe dabei die Fußspitze nach oben.
5-mal sehr langsam im Atemrhythmus.
Die Übung mit dem linken Bein wiederholen.

Beachte:
Achte beim Anbeugen des Knies darauf, daß Du die Schultern nicht hochziehst, sondern die Schulterblätter nach hinten zur Wirbesäule bewegst. Der Rücken soll stets gerade gehalten werden.

Abb. 203

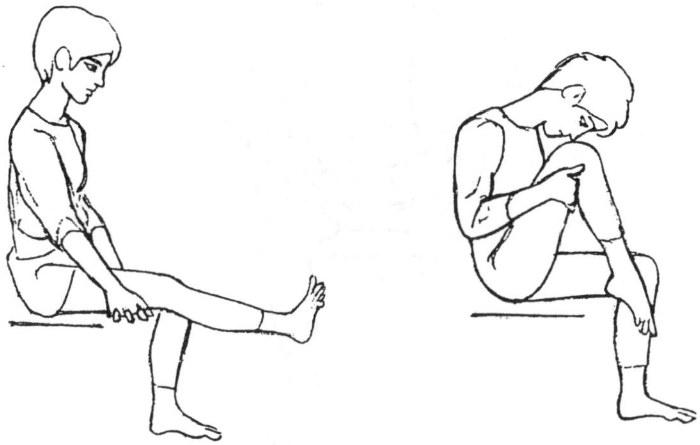

Gut für:
Fördert eine gute Körperhaltung. Kräftigt den Rücken, die Schultern und die Arme. Dehnt die Hüftstreckmuskeln und die Wadenmuskulatur. Entspannt die Nackenmuskeln sowie die Muskeln im Bereich der Iliosakralgelenke und der Lendenwirbelsäule. Unterstützt eine gesunde Verdauung und wirkt vertiefend auf die Atmung.

HALBER SCHMETTERLING

Lege den rechten Fuß auf den linken Oberschenkel und halte den Fuß mit der linken Hand.
Bewege nun mit Hilfe der rechten Hand das rechte Knie sanft auf und ab (gleich dem Flügelschlag eines Schmetterlings), wobei die Abwärtsbewegung betont wird.
Halte den Rücken gerade und laß den Schultergürtel entspannt. Achte auch auf eine entspannte Atmung.
30-mal mit jedem Bein.

Beachte:
Lege den Fuß so auf den anderen Oberschenkel, daß Dir die Beinstellung weder im Fußgelenk, noch im Knie- und Hüftgelenk Beschwerden bereitet. Die Übung darf weder zu einer Überdehnung der Bein- und Fußgelenke führen, noch darf sie Schmerzen oder Verspannungen verursachen. Während der Bewegung sollen beide Beckenseiten gleichmäßig belastet sein.

Abb. 204

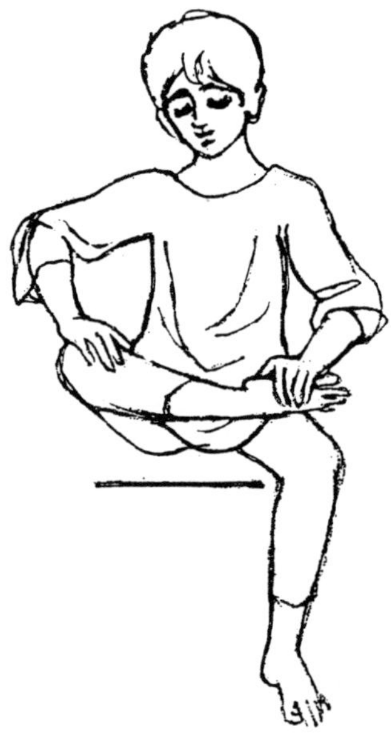

Gut für:
Fördert die Durchblutung und die Beweglichkeit der Hüftgelenke. Entspannt die Becken- und Hüftmuskulatur, sowie die Iliosakralgelenke.

Vorsicht:
Bei Instabilität im Hüft- oder Beckenbereich darf diese Übung nicht durchgeführt werden.

ARDHA MATSYENDRASANA (DREHSITZ) – Variation

Stelle das linke Bein etwas weiter zur Mitte und schlage das rechte Bein über das linke.
Umfasse mit der linken Hand das rechte Knie und lege den rechten Arm auf den Rücken.

Tief einatmend mache den Rücken und den Nacken ganz gerade.
Ausatmend drehe den Kopf und den Oberkörper weit nach rechts.
Bleibe in der Drehposition 5-10 Atemzüge lang und führe die Drehung mit jeder Ausatmung etwas weiter durch. Die linke Hand unterstützt die Drehbewegung durch Zug am rechten Knie.

Abb. 205

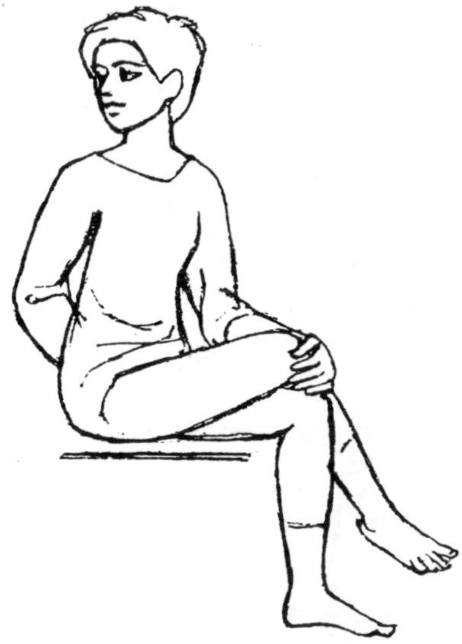

Gut für:
Fördert eine aufrechte Körperhaltung. Entspannt und dehnt besonders die tiefliegende Rückenmuskulatur. Aktiviert die schrägverlaufenden Bauch- und Rückenmuskelzüge. Fördert die Beweglichkeit und Stabilität der gesamten Wirbelsäule. Mobilisiert die Rippen- und Wirbelgelenke und vertieft die Atmung. Wirkt korrigierend bei Verdrehungen von Becken- und Schultergürtel.

DVIKONASANA (ZWEIFACHES DREIECK)

Einatmend führe die Arme in einem weiten Bogen hinter den Rücken und verschränke die Finger. Drehe die Handflächen zum Becken.
Ausatmend beuge den Oberkörper weit nach unten und bewege die gestreckten Arme mit den verschränkten Händen möglichst weit nach oben. Laß den Kopf entspannt hängen.

Bleibe 5-10 Atemzüge in dieser Position.
Fühle die Atembewegung besonders im Rücken.
Entspanne den Rücken mit jedem Atemzug mehr.
Einatmend richte den Oberkörper wieder auf.
Ausatmend lege die Hände auf die Oberschenkel.

Beachte:
Für diese Übung ist ein Sessel mit Lehnen ungeeignet. Du kannst die Übung auch im Stehen durchführen.

Abb. 206

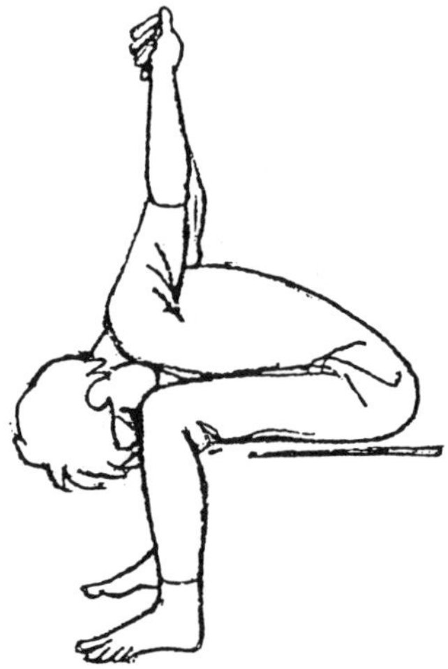

Gut für:
Dehnt und entspannt die Rücken- und Nackenmuskulatur. Fördert die Durchblutung im Kopf. Fördert die Beweglichkeit des Rückens, der Hüftgelenke und der Schultern und dehnt den vorderen, oberen Brustkorbbereich. Aktiviert die Zwerchfellatmung und fördert die Atmung in den Rücken. Wird die Übung im Sitzen durchgeführt, hat sie auch eine günstige Wirkung auf die Verdauung.

Vorsicht:
Bei hohem Blutdruck, erhöhtem Augendruck oder Schwindel soll diese Übung vermieden werden.

GOMUKHASANA (KUHMAUL) – Variation

Hebe den linken Arm nach oben, beuge den Ellbogen und lege die Hand auf den Rücken. Der Arm befindet sich hinter dem Kopf, der Ellbogen weist nach oben. Bewege den rechten Arm hinter den Rücken, beuge den Ellbogen und lege die Hand zu den Schulterblättern. Der Ellbogen weist nach unten.
Hake nun die Finger beider Hände ineinander ein.
Bleibe in dieser Position 5-10 Atemzüge lang.

Wechsle dann die Armstellung.

Beachte:
Falls die Finger einander nicht berühren können, kannst Du mit beiden Händen ein Tuch hinter dem Rücken fassen und die Hände so nah wie möglich zueinander bewegen.

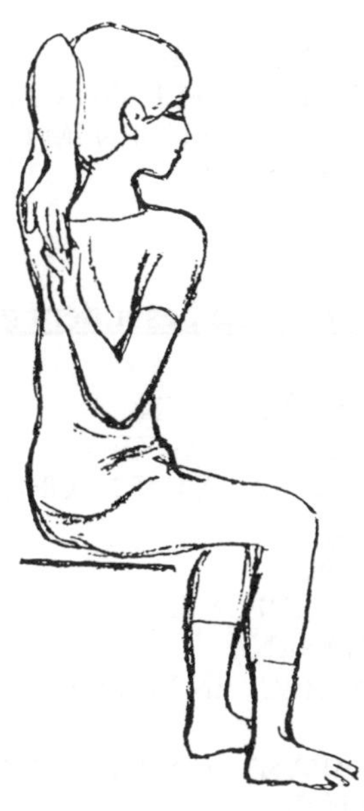

Abb. 207

Gut für:
Dehnt die Schultergelenke und streckt die Brustwirbelsäule. Fördert die Beweglichkeit der Rippen und dehnt die Brustkorbseiten. Vertieft die Atmung und wirkt einem Rundrücken sowie einer seitlichen Verkrümmung der Wirbelsäule entgegen.

Vorsicht:
Nach Verletzungen oder bei Instabilität der Schulter- und Schlüsselbeingelenke darf diese Übung nicht gemacht werden.

Entspanne Dich eine Weile und fühle die Wirkungen der Übungen auf Deinen Körper, Deine Atmung und Deinen Geist nach.

Führe abschließend ***Pranayam*** durch. Halte Dich dabei an die jeweiligen Beschreibungen von Stufe 1 – 8.

Einteilung der Asanas nach ihrer Hauptwirkung auf den jeweiligen Wirbelsäulenabschnitt

Asanas, die eine besonders günstige Wirkung auf die Halswirbelsäule haben

TORSIONSÜBUNGEN
KOPF HEBEN AUS DER RÜCKENLAGE
OBERKÖRPER HÄNGENLASSEN
SHASHANKASANA
NACKENENTSPANNUNG
SCHULTERKREISEN
VORBEUGEN IM FERSENSITZ
NACH HINTEN BEUGEN IM FERSENSITZ
KHATU PRANAM

Asanas, die eine besonders günstige Wirkung auf die Brustwirbelsäule haben

TORSIONSÜBUNGEN
ARME VERSCHRÄNKEN
BHUJANGASANA UND VORÜBUNG
MARJARI
TADASANA
KÖRPER STRECKEN
TRIKONASANA
ARME STRECKEN IM FERSENSITZ
RAUPE
KASHYAPASANA VARIATION
SEILZIEHEN
SETUASANA
EINFACHER DREHSITZ
RUDERN
STRECKUNG DER BRUSTWIRBELSÄULE
SETUASANA VARIATION
SUMERUASANA
SEITLICHES NEIGEN
BHUMANANASANA
ARDHA CHAKRA ASANA
KATIASANA
KHATU PRANAM

Asanas, die eine besonders günstige Wirkung auf die Lendenwirbelsäule und die Iliosakralgelenke haben

TORSIONSÜBUNGEN
BECKENSCHAUKEL
BEINSTRECKUNG
SALABHASANA UND VORÜBUNG
SHASHANKASANA
SHASHANKASANA MIT BEINSTRECKUNG
MARJARI
SKANDHARASANA
BEINE ANBEUGEN
TIGERPOSE
UTHAN PRISTHASANA
ASHVA SANCALANASANA
BEIN HOCHZIEHEN IM STAND
HÜFTGELENKSTRECKUNG
VYAGHRASANA
SCHMETTERLING
MERU AKARANASANA
HASTA PADANGUSTHASANA
KNIE ZUM KOPF
VORBEUGEN IM SITZ
MAHLEN
PADASANA
KNIE ZUM KOPF IN RÜCKENLAGE
YOGA MUDRA
HANSASANA
KHATU PRANAM

ÜBER DEN AUTOR

Der Autor, *Paramhans Swami Maheshwarananda*, ist einer der großen lebenden Meister der Gegenwart.
Dies wird nicht nur durch die spirituelle und praktische Qualität seiner Vorträge, Seminare und Veröffentlichungen bestätigt, die Anerkennung und Zuspruch auf medizinischem und wissenschaftlichem Gebiet finden, sondern vor allem auch durch Tausende von Menschen, die das von ihm entwickelte Yogasystem „Yoga im täglichen Leben“ in West- und Osteuropa sowie in den USA, Kanada, Australien und nicht zuletzt in Indien praktizieren.
„Yoga im täglichen Leben“ basiert auf der authentischen Yoga-Vedanta-Philosophie und wurde für Menschen, die unter den schwierigen Rahmenbedingungen unserer modernen Zivilisation leben, entwickelt. Es verhilft zu einer gesunden Entwicklung der körperlichen, geistigen und sozialen Bedürfnisse, um ein Leben in Harmonie schaffen zu können.
Das vorliegende Buch wurde gemäß den Erfahrungen und praktischen Übungen von „Yoga im täglichen Leben“ zusammengestellt.
Paramhans Swami Maheshwarananda überzeugt nicht nur durch seine praktische und theoretische Kompetenz in bezug auf Yoga und spirituelle Wissenschaften, er gewinnt vor allem durch seine selbstlose, liebevolle und humorvolle Persönlichkeit die Herzen aller, die ihm begegnen. Er ist in jeder Hinsicht ein eindrucksvolles und lebendiges Beispiel dafür, was wahres Menschsein bedeutet.
Bereits in sehr jungen Jahren fühlte sich Paramhans Swami Maheshwarananda vom spirituellen Leben stark angezogen, wobei er in seinem Denken und Handeln stets von Mitgefühl für seine Umwelt und seine Mitmenschen geleitet wurde.
Mit 16 Jahren entschloß er sich endgültig, sein Leben ganz dem Wohle aller Lebewesen und dem Studium des Yoga zu widmen. Er verbrachte lehrreiche und entbehrungsreiche, aber – wie er selbst immer wieder betont – auch wunderschöne Jahre zusammen mit seinem Meister, *Paramhans Swami Madhavananda*, einem in Indien und weit über die Grenzen Indiens hinaus bekannten Meister.
Swamijis Wunsch, mit seinem Wissen und seiner ganzen Persönlichkeit allen Lebewesen zu dienen, nahm reale Formen an, als ihn sein Meister mit diesem Auftrag 1972 nach Europa sandte. Völlig mittellos, nur mit der Kraft seines Wissens, seiner Hingabe an Gott und seinem Wunsch, möglichst vielen Lebewesen zu einem glücklichen und sinnvollen Leben zu verhelfen, ausgestattet, begann er seine Aufgabe in Europa und zuallererst in Wien.
Swamiji lernte nicht nur Land und Leute kennen, sondern auch die spezifischen Probleme westlicher Lebensweise und die daraus resultierenden Folgen, wie etwa psychosomatische Erkrankungen. Das inspirierte ihn, das ganz speziell abgestimmte System „Yoga im täglichen Leben“ zu entwickeln. Dieses System findet mittlerweile auch in der Rehabilitation sowie als Prophylaxe und Therapie zahlreicher Beschwerden, wie zum Beispiel Rückenschmerzen, seine Anwendung.

Durch Zusammenarbeit mit Ärzten und Therapeuten und gegenseitigem Erfahrungsaustausch hat er eine sehr hilfreiche und schöne Verbindung von westlichem Wissen und östlichen Weisheiten geschaffen. Bei allen Gelegenheiten, wie Kongressen, Vorträgen, Seminaren und Kursen, ist Paramhans Swami Maheshwarananda bemüht, auf die Notwendigkeit eines friedlichen und harmonischen Zusammenlebens der Menschheit hinzuweisen. Unermüdlich tritt er für Toleranz, Menschlichkeit und gegenseitigen Respekt sowie Achtung vor der Natur und Umwelt ein.
Paramhans Swami Maheshwarananda gibt nicht nur mit seinen Veröffentlichungen, sondern mit seiner ganzen Persönlichkeit und seinem Leben ein Beispiel dafür, daß diese Prinzipien auch tatsächlich gelebt und verwirklicht werden können.
In seiner Bescheidenheit und steten Hingabe ist es ihm immer ein großes Anliegen, in Dankbarkeit darauf hinzuweisen, daß alles, was er in seinem Leben erreicht hat, auf seinen Meister *Paramhans Swami Madhavananda* und auf seinen Satguru *Sri Deep Narayan Mahaprabhuji* zurückzuführen ist.